中医民间行动系列图书
TCM FOLK MOVEMENT

中医人沙龙

CHINESE TRADITIONAL MEDICINE CULTURE SALON

宫廷御医绝学专号（第四辑）

2011年9月

破禁忌 见神奇

专访清朝御医第三代传人王修身

解密『中华第一罐』

专访清朝御医第十三代传人王兴治

中里巴人的『药之道』

长篇访谈《田原对话中里巴人》连载之二

不健康的皮肤=不健康的身体

专访清朝御医第七代传人刘辉

中国医药科技出版社

内容提要

本书根据中医文化传播人田原女士寻访宫廷御医传人的现场访谈创作而成，通过挖掘、展现三位宫廷御医传人在中医思想、理论和方法上的独特建树，展示宫廷医学在当下的生存状态、文化内涵，及当代传人在传统中医的辨证、诊断、方剂和经络理论基础上进行的大胆创新和发展。为深入认识中医理论资源、人的身心健康和生命过程，以及重大疾病治疗等问题提供了诸多新的资讯与实践方法，为解决国人的身心问题提供了一个客观、多元化视角，以及现实、鲜活、有生命力的样本，从而实现对中医的再发现和再认识。

本书有助于提高大众对于中医的认知水平，提升国人的生活品质。

图书在版编目（CIP）数据

中医人沙龙．第4辑，宫廷御医绝学专号/田原，赵中月主编．—北京：中国医药科技出版社，2011.10

ISBN 978-7-5067-5063-9

Ⅰ.①中… Ⅱ.①田…②赵… Ⅲ.①中医学临床-经验-中国 Ⅳ.①R24

中国版本图书馆CIP数据核字（2011）第129140号

出版 中国医药科技出版社

地址 北京市海淀区文慧园北路甲22号

邮编 100082

电话 发行：010-62227427 邮购：010-62236938

网址 www.cmstp.com

规格 710×1020mm 1/16

印张 13

字数 201千字

版次 2011年10月第1版

印次 2013年6月第2次印刷

印刷 三河市腾飞印务有限公司印刷

经销 全国各地新华书店

书号 ISBN 978-7-5067-5063-9

定价 30.00元

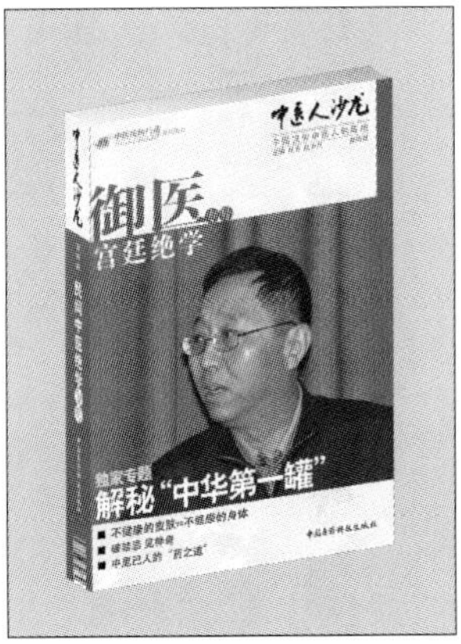

中医人沙龙
宫廷御医绝学专号 | 第四辑

到实地去　到民间去　到各中医人的行为方式中去

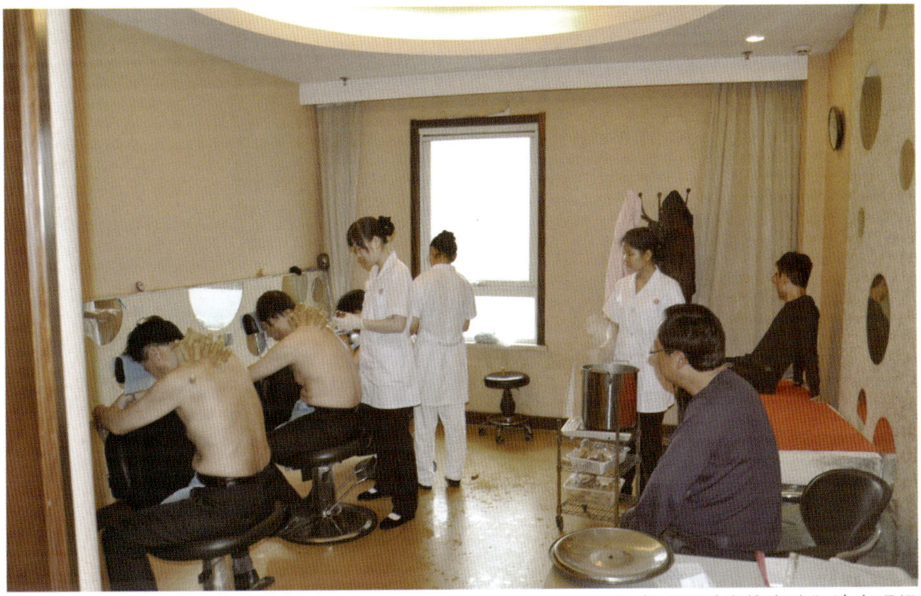

北京“王氏脊椎疗法”诊疗现场

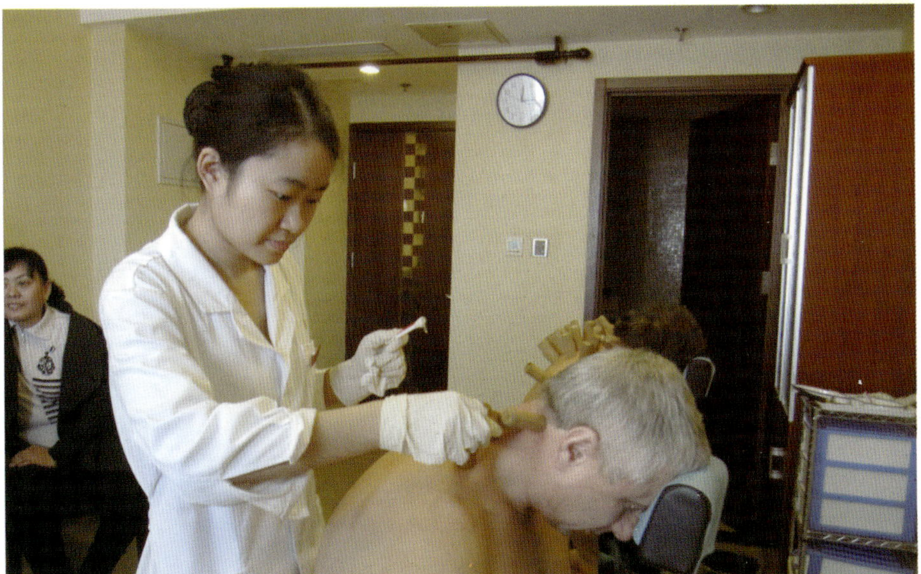

治疗师为俄罗斯患者拔竹罐（常起 摄）

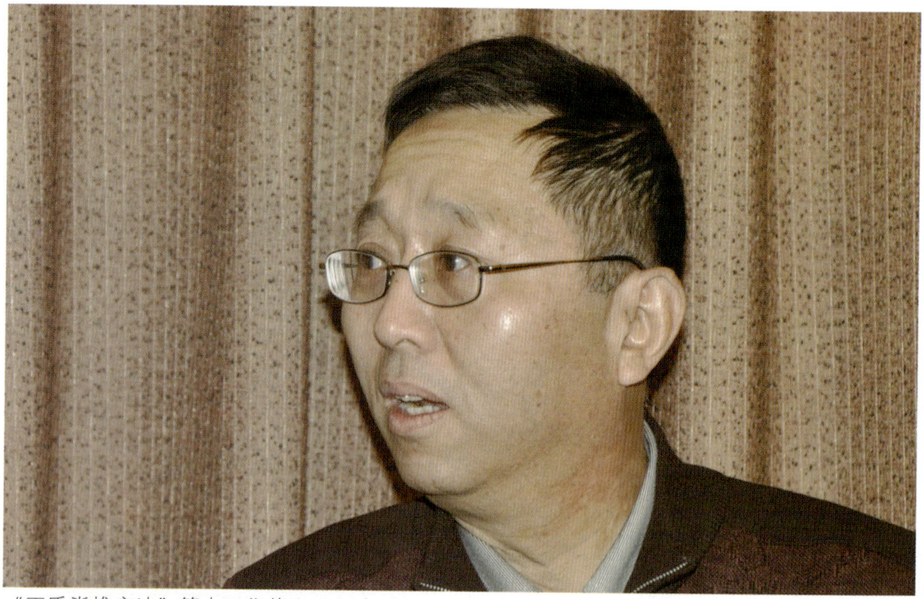

“王氏脊椎疗法”第十三代传人王兴治

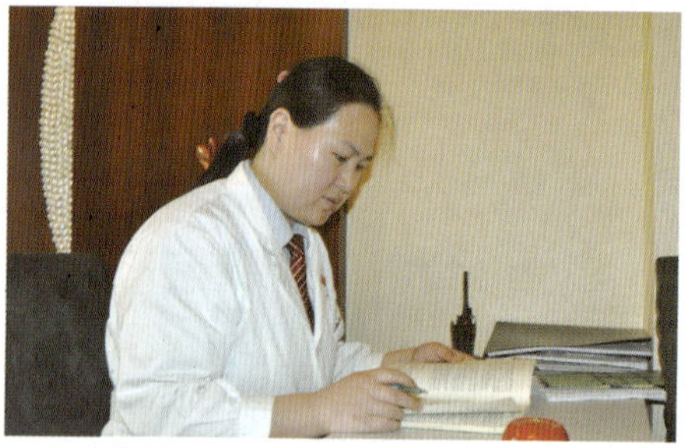

王兴治徒弟、医师常起

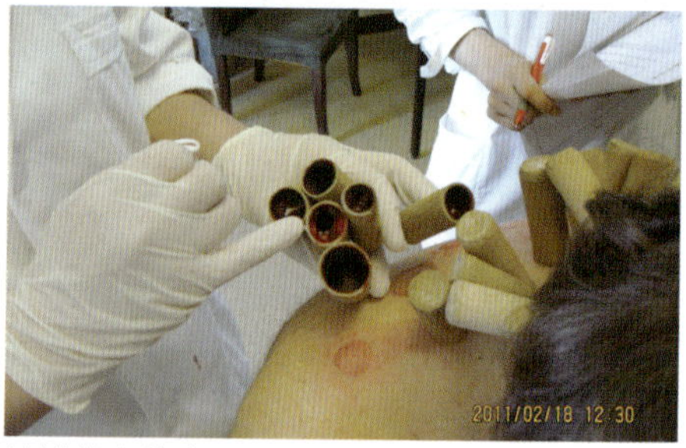

竹罐拔出的痰和瘀血

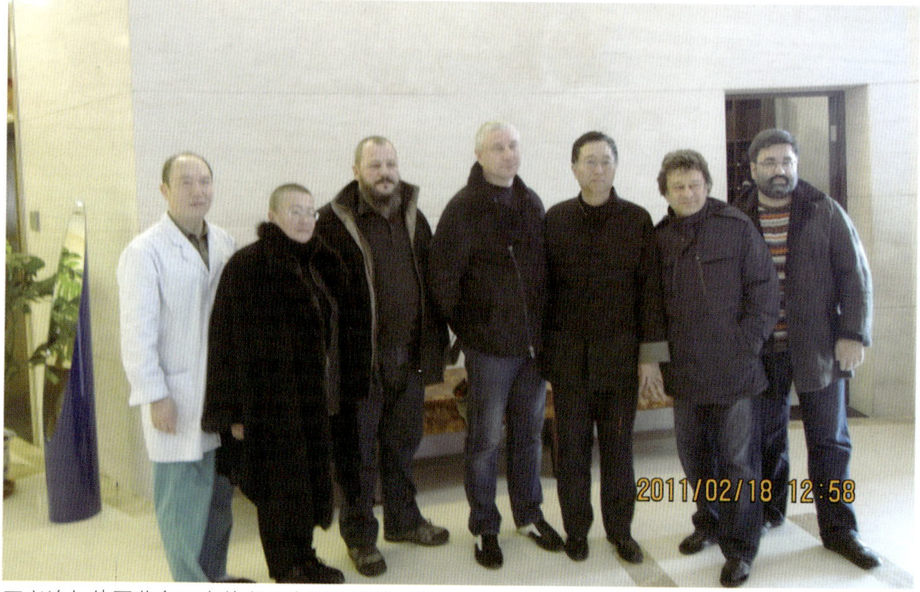

王兴治与外国慕名而来的客人合影（常起 摄）

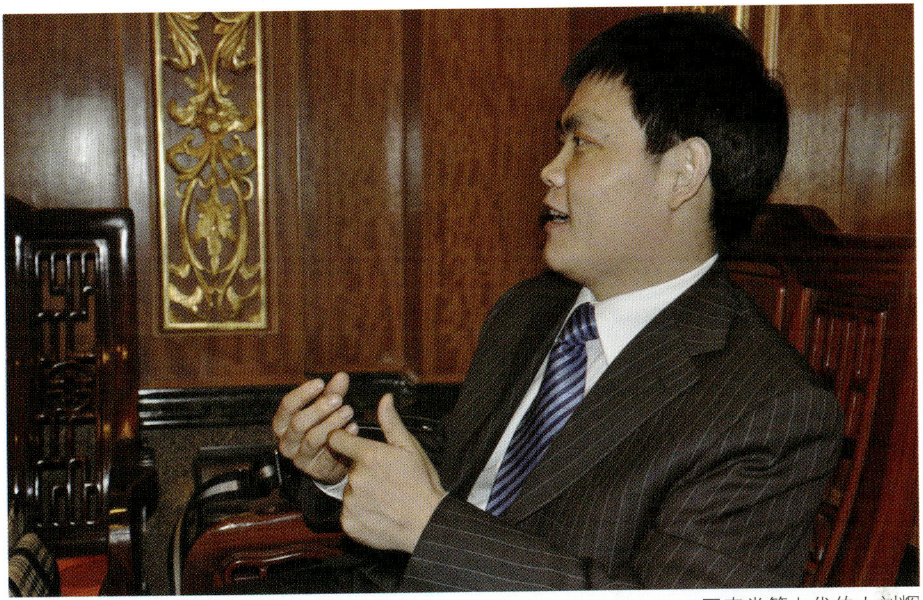

同春堂第七代传人刘辉

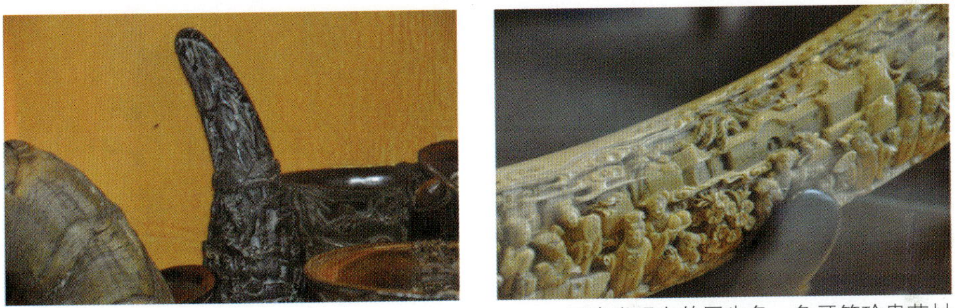

同春堂现存的犀牛角、象牙等珍贵药材

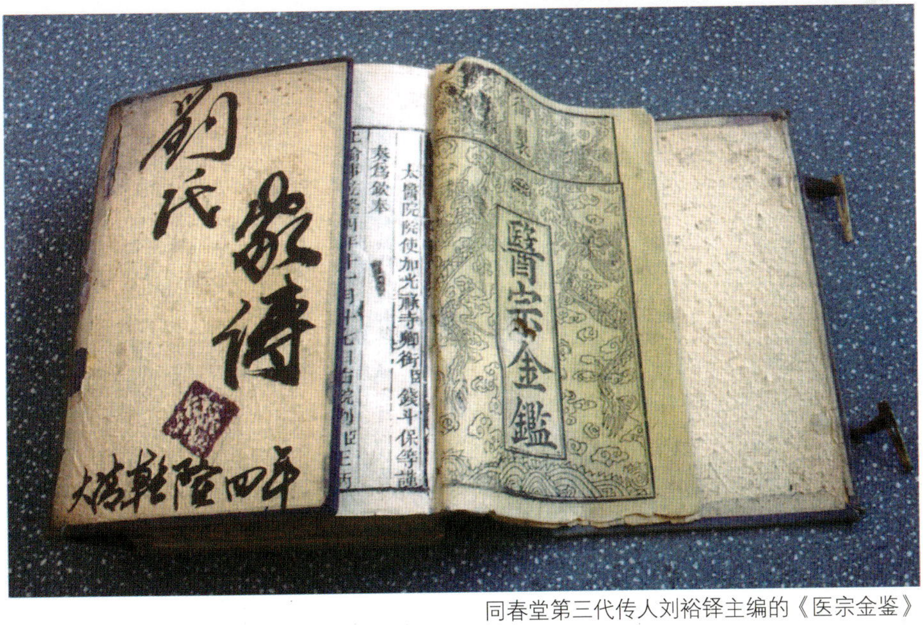

同春堂第三代传人刘裕铎主编的《医宗金鉴》

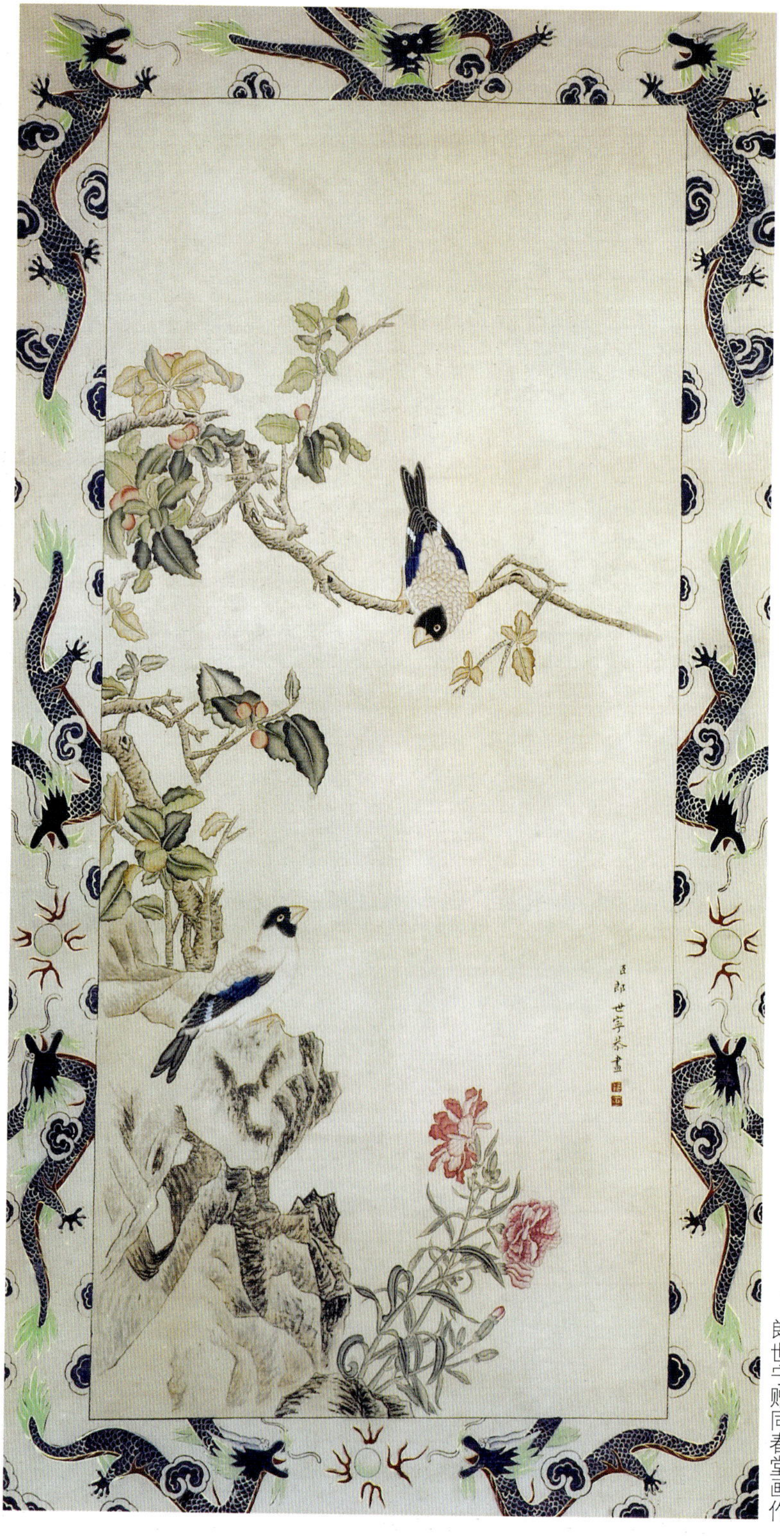

郎世宁赠同春堂画作

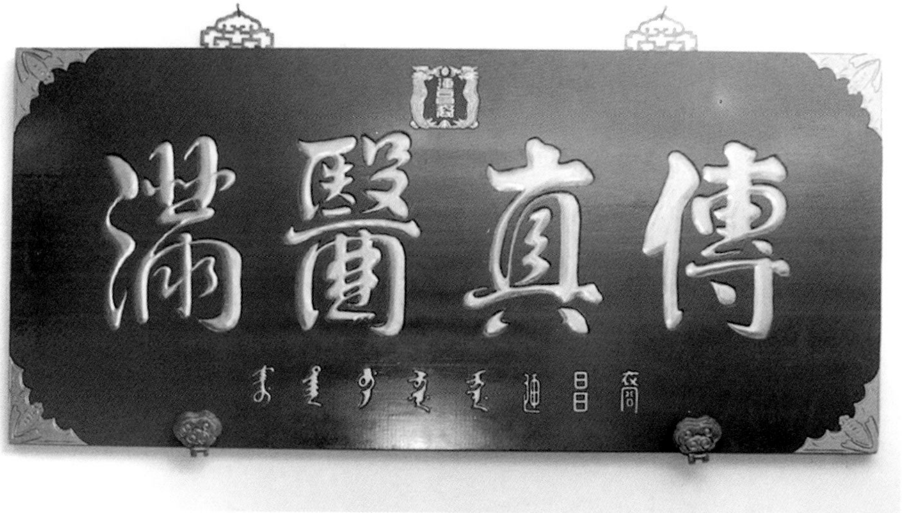

“满医真传”匾额

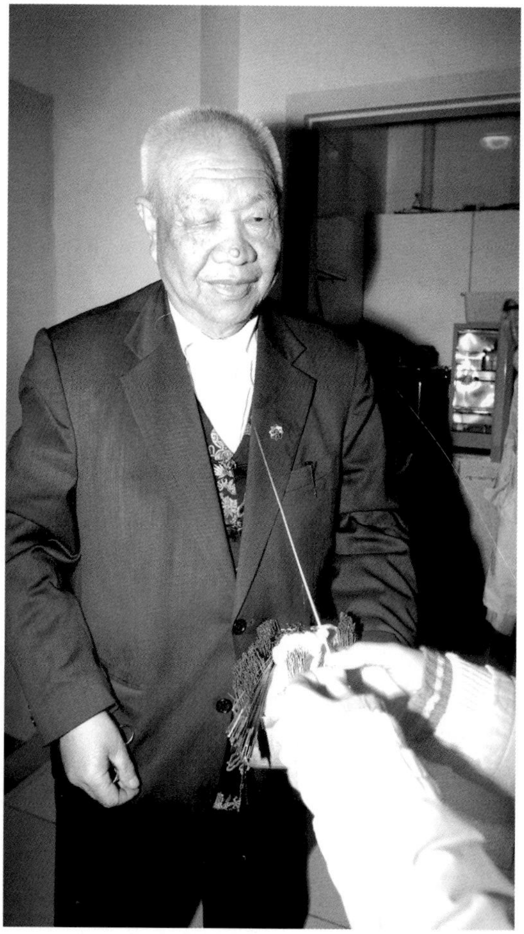

宫廷满医传人“神针王”王修身

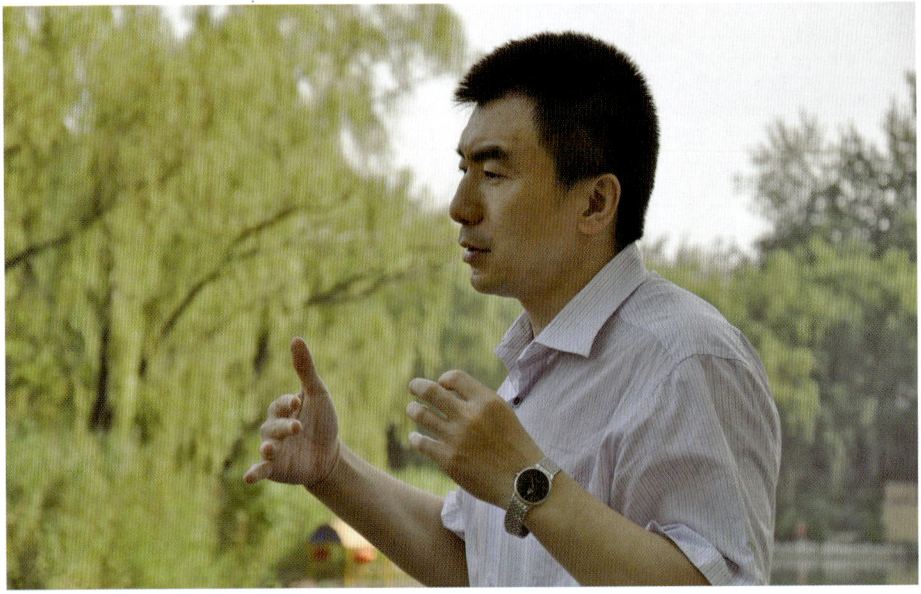
中里巴人近照

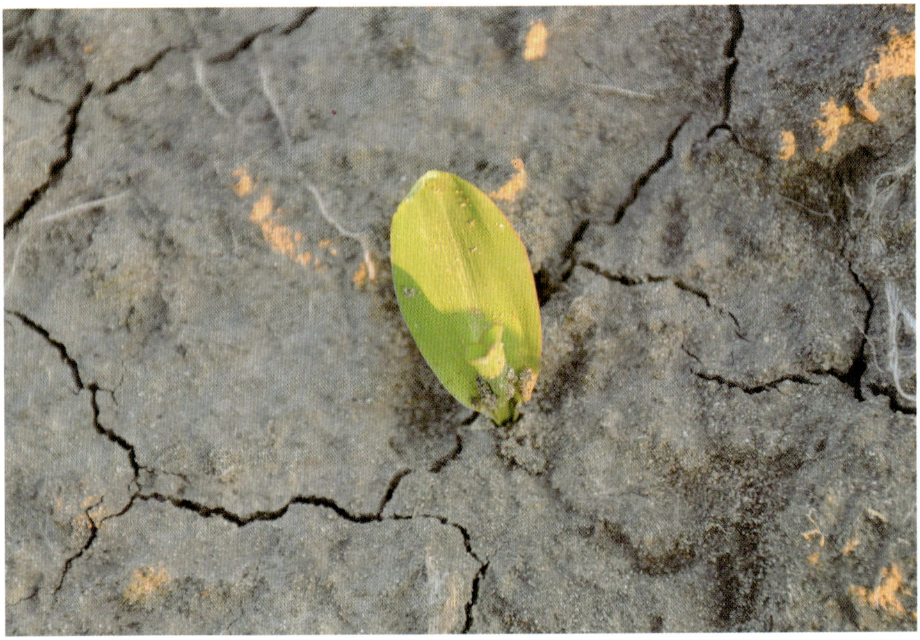
摄影 玉米苗

致读者 PREFACE

抢救中医遗产　参与民间行动

当您翻开这本《中医人沙龙》“宫廷御医绝学专号”时，仍然会感受到扑面而来的真实气息，就像我们在现场所感受的那样真切、感人、历久弥新。

这一时期，我们陆续发现和走访了十几位中医人，他们或居都市，或处乡野，但对中医现状与未来都有着如一的忧怀；当“气血、阴阳、五行”等词语从他们的经验里汩汩而出、泽润苍生之时，一种“返本开新”的期望，驱使我们走近他们，——这生养出中医的必然田野。

民间是土壤。不管风吹雨打，中医在这里兀自草长莺飞，蓬勃之势叫人惊喜，却一直少有关注与记述。这里的中医人没有离开土地和生活，在一方水土中把握着民生疾苦，并承传乡俗智识，在治病活人的同时也诊切着时代的脉搏，对于时下的大众健康与生命现象，他们的见解往往一针见血，直捣本质；不谦虚地说，更是各有“一招制胜”的绝活儿……所有这些，一再促发我们的思考和探寻。

然而，他们又都感受着一种身份模糊的窘迫，一种被公众话语忽视的窘迫，因为他们的思想鲜活而又生猛，尚未被某种规范和框架所承认和约束，也因之得不到更广泛的认可，往往自生自灭。所谓“绝学”，固然是指“独家绝活儿”，但更蕴涵着一个严肃的现实：风华绝代，亟需关怀，急需抢救。

源于此，我们持续推出“抢救中医非物质文化遗产——中医民间行动”系列丛书。目的就是抢救中医——这个人类迄今为止最博大的文化遗产，挖掘其烁古耀今、泽被后人的思想宝藏。该丛书有两大特色：一是让更多的人关注民间中医的濒危现实，关注中医在文化生态意义上的存在状况，加入到发现民间中医遗产、探索中医民间智慧的行列中来；二是透过民间的“第三只眼”，来对体制内的中医学术和现象进行再发现和再认识。通过这两方面的工作，为我们的身心和生活建立新的、更具生态价值的坐标参照系。

到实地去，到民间去，到各中医人的行为方式中去。因之，我们心怀感动，将我们的行动成果编写成此书。——本期推出的三位御医传人怀揣绝学、各有其独家原创体系，对生命文化各有其源于生活实践当中得出的独到感悟，作为御医绝学，更有其历史价值。期待您的阅读。

如果您及亲友知道身怀绝技的民间隐医的线索，或拥有中医孤本、珍本、相关书稿，请与我们联系。

我们的联系方式如下。

中国医药科技出版社中医药文化编辑中心

通讯地址：北京市海淀区文慧园北路甲22号602室

邮编：100082

电话传真：010 62261976

祝开卷有益！

《中医人沙龙》编辑部

2011年9月

CONTENTS

目录

中医人沙龙

（第四辑）宫廷御医绝学专号

解密“中华第一罐”

专访清朝御医第十三代传人王兴治
解密三百年传承“王氏脊椎疗法”

国家级非物质文化遗产 宫廷御医“竹罐疗法”专题

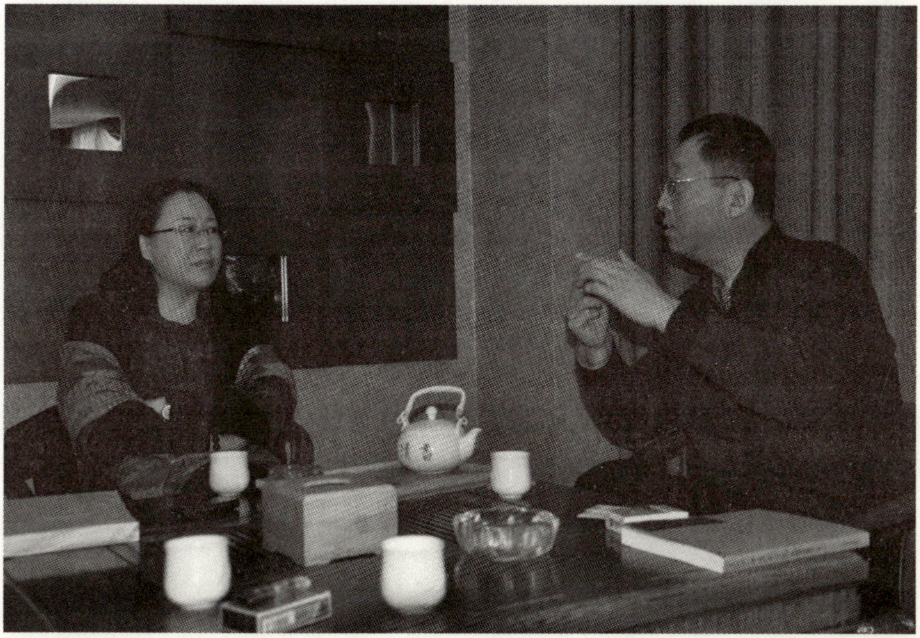

王兴治向田原谈起从电子部音响工程师回归家学的心路历程

题叙

被列入非物质文化遗产的小竹罐

何谓“王氏脊椎疗法”？还原其本质，不过三个字——拔罐儿。

只不过，王氏的拔罐儿不是人们固有想法中，只能用来治治老风湿、肩周炎，没事儿的时候“拔拔更健康”的简单养生法。

王氏拔罐儿是用来治病的，而且专治世界性的医学难题——颈腰椎病。

脊柱，是支撑生命的“大梁”，它是人体最大的阳脉——督脉的必经之处，汇聚一身的阳气，三十一对脊椎神经由此出发，遍布全身，大权在握，五脏六腑悬挂其上，接受它的严密保护，大脑要通过它得到给养，使人得以清明、智达……

今天，这道生命的“大梁”却越来越脆弱，僵硬，它虽未坍塌，却逐渐扭曲，变形。只要足够细心，就会发现在你我身边的至少每五个人当中，就有一个人，患有不同程度的颈腰椎病。当越来越多的都市人出现经常性的头晕，失眠，注意力不集中等所谓亚健康状态，如若细究，也是祸起脊柱。面对这种严重影响生命质量的高发疾病，现代医学无可奈何。

颈腰椎病是不治之症吗？在大多数人看来，就是这样！

医院里的医生们能够提供的治疗手段是如此有限：如果拒绝了需要付出昂贵费用，并需忍受不可预估副作用的手术疗法，那么仅剩的选择，就只有做适当的运动和每次发病酸痛难忍时，依靠止痛药，封闭针来暂时缓解疼痛。

颈腰椎病真的是不治之症吗？在王兴治看来，这不过是小病一桩。

在他的记忆当中，爷爷和父亲那辈儿，就医好了不少患有颈腰椎病的病人，其中有很多是被医生告诫一定要做手术的严重颈腰椎病病人。当时他们用的，就是祖传的“王氏脊椎疗法”。

按照王氏的经验，严重的颈腰椎病，也只需三个疗程，就可以达到临床治愈。治愈后，只要平时用心维护，不要受风受凉，复发的可能性也很低。而经过王兴治的深入研究和临床实践，不只是颈腰椎病，脑病、失眠等难题，也能通过“王氏脊椎疗法”得到医治。

为什么老一辈几乎人人都会的“土方法”能治大病却鲜为人知？究竟有多大的医学和史学价值，使其被列入国家级非物质文化遗产予以保护？

中国医药科技出版社社长吴少祯博士，热爱中医的人，“王氏脊椎疗法”的引荐者之一，提醒我们来到百年老店“清华池”三层，王兴治的诊所，探秘王氏祖传拔罐疗法。

接受过王氏祖传罐法治病的人，都对这种疗法啧啧称奇，称之为“奇罐”。究竟奇在何处？

第一奇：不用常见的玻璃罐儿，而用竹子做成的寸长小竹罐。

第二奇：拔罐儿前，须用玻璃针，弹破督脉及其周边脉络上的穴位，留下细小针孔。

第三奇：罐器不用明火熏烧，而用经过煎煮的王氏秘方中药材浸泡后，嘬在针孔处。

最神奇：十五分钟后起罐儿，对着水盆轻扣竹罐儿，一团果冻样胶粘的物体会落入盆中，漂浮在水面之上。这团物体一半似痰，一半似凝血。

王兴治说，王氏的祖传罐法，能够拔出人身体里痰和浊物，也就是体内的瘀血，每个人都能拔出来。并且随着拔罐儿次数的增加，痰见少，瘀血颜色由暗紫色变淡。三个疗程结束后，严重的颈腰椎病也能得到治愈，再拔，几乎就没有痰了。

然而，中医常说痰热，痰湿，痰燥……人们却除了口吐之“痰”，少有人见过身体更深层次的“痰”，它们究竟潜藏在身体的何处，又如何悄然地，阻滞血液运行，造成颈腰椎病，乃至凝聚成痰核或肿瘤？“王氏脊椎疗法”拔出的究竟是身体里的痰浊，还是正常的组织液和血液？作用于人体最大阳脉——督脉之上的罐法，除了能够治疗颈腰椎病及脑病，是否也能通调全身，荡涤病垢？最关键的是，在这种近乎消失于国人生活中的疗法背后，隐藏着怎样的古老中医理论作为支撑？

人物档案

王兴治

王兴治，清朝御医的后人，他的祖上，曾是顺治、乾隆两朝皇帝的御医，为后人留下“王氏脊椎疗法”，已被列为国家级非物质文化遗产；常人眼里，他并非熟读经典的“典型中医”，却用祖传三百多年的拔罐疗法，临床治疗上万例颈腰椎病以及脑病病人，卓有疗效，于坊间口碑相传；在他的言谈举止间，透着北京爷儿们特有的热情爽利，却也如同其他民间中医般，不经意地流露出孤守中医绝技的不安和心酸。

中国医史文献研究所所长柳长华：“王氏脊椎疗法”是中国传统医药发展到了一定时期，创造出的更具有特色的（疗法）。它是集拔罐、放血和药物，三者综合运用的方法。

采访现场·对话王兴治

用竹罐“拔通”脊椎

时　　间：2011年1月6日

地　　点：北京虎坊桥百年老店清华池三层 王氏脊椎疗法诊室

参加人员：田原（中国医药科技出版社主任，著名中医文化传播人）

沈生（策划人，摄影师）

王兴治（王氏脊椎疗法/清宫脊椎疗法继承人）

刘医师、常医师

就诊病人等

之一/ 挽救身体生态的清宫绝技

1. 想排毒？先排堵！

田　原：2010年8月，北京电视台“这里是北京”栏目曾经做了一期名为“王氏脊椎疗法——治治您的颈椎病”专题节目，还荣获了一个“年度实用奖”，在北京电视台多次复播。也许很多人认为，媒体着力于这种疗法的报道，很大程度上与目前颈腰椎病高发，现代医学却给不出一个很好的解决方案有关。

王兴治：除了这个原因，我觉得主要还在于它方法奇特，显效快速。一位媒体工作者在我这儿做过治疗，他说你这个传统疗法真棒。他呢，原来睡不着觉，脸色不好，看上去肤色倍儿暗，也很疲惫，有些苍老。他在我这儿做完三个疗程之后，嘿，那肤色，一下子就透亮了，整个人看上去都精神了。

还有北京日报的一个记者，也在我们这跟了三个月，写了一篇报导，一整个版面。他记录的很真实，包括我这儿每个病人说的话，他都不会改一点儿。

田　原：可是，说起颈椎病似乎是现代生活的“特产”，怎么你的祖先在做清朝御医的时候，就已经开始治疗颈腰椎病了？

王兴治：还真不是。我们家呢，最早是治毒蛇伤的，就是用拔竹罐儿这个方法，把被毒蛇咬伤后进到身体里的毒给拔出来。

当时是什么情况呢？清朝得了北京以后，不是还要征打南方嘛，但他们打不过明军，为什么？明军的箭上带毒。只要沾上，要么就死，要么就得截肢。所以当时朝廷就公告天下，在民间广泛征集能解决这个问题的人。拔蛇毒跟拔箭毒是一个道理，我们家的老祖宗王汝清就揭了皇榜了，就这么着留在宫里的。

据我爷爷讲，我们家有两代人在宫里做过御医。第一个入宫的御医，是顺治年间的王汝清。后来一六八几年吧，不知道什么原因，可能在宫里不顺当，他就出来了。第二个进宫做御医的叫王昭恩，他是从王汝清算下来的第四代人。但是因为顺治那会儿刚进北京，王汝清的档案就不全，非物质遗产申报查证的时候，就查证不到这个人，但是查到王昭恩了。第二代御医王昭恩在清宫档案是有明确记载的，乾隆五十三年，曾经为十一福晋诊疗过痰热证和骨科方面的病。这也从一个侧面说明了我们家的这个拔罐儿法，在他这代，就已经能够解决除了毒箭伤之外的很多病症了。可能也是因为满族人是马背上的民族，出现扭个腰，摔个伤是常有的事儿，在这个过程当中，我们家祖宗慢慢儿知道了这个罐儿也能治颈腰椎病。

后来就这么一辈辈儿地传下来，到我爷爷王泽珍就是第十一代，我父亲王广太是第十二代，到我这儿呢，已经是第十三代人了。

田　原：古人用来拔毒的方法，今天却能够治疗颈腰椎病，而且疗效很好。也就是说，当年咱拔的是毒蛇的毒，今儿个“王氏脊椎疗法”拔的是现代人自产的“毒”。

做过这种罐法的人都有体会，这些个小小竹罐的确拔出了我们体内长年积聚的“毒”。现在大家很希望排毒，可是身体里的毒到底是什么？却很少有人说得清。从你的角度来说，这些被拔出身体的痰和浊血是否也可以理解为毒？

王兴治：我认为可以这样去理解。其实你说什么是毒？电影《非诚勿扰2》

里，葛优的一句话说得非常好，美是针对丑而言的。毒，其实就是针对善、好、正常而言的。一切不应存于身体，不对生命起到良好作用的物质，都可以被叫作毒啊。

这些个身体的毒怎么来的呢？我认为来自现在人不良的生活和饮食习惯。还就有这样一组数据：在我们国家，50 岁左右的人大约 25% 患有颈腰椎病，60 岁左右有 50%，70 岁左右接近 100%。甚至于这二十年来，30 多岁，也成了颈椎病的高发年龄了，很多十几岁的小孩子都得了这个病。

田　原：细琢磨这个数据挺吓人的，哪有那么严重啊？其实很多人不知道自己的颈腰椎已经出了问题，因为有些蛛丝马迹他并不在意，和腰颈椎联想不上。查出来这个问题了，又不知道怎么得的。其实说句“哲人”的话：我们活在生活之中，除了“生活”本身，没有任何原因，为你造成任何一种疾病。

王兴治：这你说的可太好了！

治疗了这么多年的颈腰椎病，对这种病的高发，我总结出三点，第一就是现在人“坐着”的太多，“动弹”的太少；第二，寒冷太多，温暖太少；第三，也是从我们家这个疗法的整体理念上来说，最重要的一点，现在人吃东西，荤的太多，甜的太多，清淡的太少。再有就是各种含有化学成分的食物，等等，都是一种毒，不断进入我们的身体进行叠加、演变。

你可以亲眼“见证”一下颈腰椎病病人身体里的“毒”啊。拔完罐子后，轻轻一扣，掉出来的东西，落在水里，一目了然，主要就是两样，一个是瘀血，一个是痰。

不管是瘀血还是痰，它首先是个静物，如果它们是正常血液和身体里的津液，那出来之后，不可能呈现出这样一种状态。人缺少运动，气血运行就不好，就易生血瘀和痰浊。第二点，中医的理论是寒则凝，这些被吸出身体的瘀血和痰浊显然是一种凝练结块的状态，当然中医也有说热能炼痰的，我呢，就是结合现在人普遍地吃喝冷的东西，吹空调，不注意保暖进行的分析，得来的这么一个大的结果。第三点，荤食吃太多了，能让血液变黏稠，这是中西医都认可的一个理论，但是除此之外，现在人吃甜食是不是也太多了呢？

现在的很多小孩儿渴了不喝水，自小儿就是奶粉，再大点儿成天就是饮料、可乐、甜牛奶。成人更不用说，在家里吃饭越来越少，都在外面吃。饭店的美味佳肴里，有多少大厨能做到少油、少糖、少盐？糖是什么啊？有自己在家做拔丝地瓜或者看过那现场做冰糖葫芦，熬糖浆的人都知道，看上去像盐一样的糖，放进水里，一加热，它不可能像盐一样溶化掉，反而随着温度上升，越来越浓稠。

生活常识已经让你看到了，糖在水里是这个样子，进入封闭的人体，在身体温度的“加热”下，不也“熬”粘乎了吗？只不过它熬的不是糖浆，而是“痰”。

田　原：来你这儿治疗的人都能拔出瘀血和痰浊？

王兴治：每个人都有。我们这儿拔出来的最大的痰，跟小鸽子蛋那么大一块。我很认真地研究过这个东西，戴上手套去看它到底是什么物质，发现有点儿像嚼完的泡泡糖那种胶状的东西。而且它密度很小，是漂在水面上的。这是真正的痰，不含糊。

田　原：从意象上来说，这个痰黏稠到一定程度，正常的身体机能就没办法自行把它排出来了。就好比正常的水流，冲不掉粘在地上的泡泡糖一样。所以中医治疗脑血栓，有一个思路就是化瘀涤痰。中医还有痰鸣、痰蒙上窍的说法，认为痰会引起耳鸣，还有头晕的症状，还有的人更明显，身体的某个部位，出来一个个小鼓包，西医说是脂肪粒，中医生会说这是痰核。

王兴治：中医一直在强调痰不只是咳出来的痰，它遍布于身体各处。但是对于普通人来说，痰是看不见的，它是怎么阻碍气血，造成栓塞的？谁也说不清楚，只能形容“痰”在身体里，就像泡泡糖被吐在地上，洗也洗不掉，刷也刷不掉。

我这么多年来的感受就是，所谓的栓塞，不一定像现代医学说的，就是瘀血堵塞，有可能就是痰。那么黏的东西，漂在小血管里，小血管里堵上一点儿就甭想开了。

中医有这么一个基本的理念：哪里的气血不到，哪里就得病。人的身体就跟稻田一样，唯有保持灌溉的充分和均匀，禾苗有水分的滋养，才能正常生长。如果稻田地里都是垃圾和淤泥，水道都堵上了，哪儿受不到水，哪儿就打蔫。那对稻田来说，垃圾和淤泥就是毒。经络、血管中有了瘀血和痰，气血就不可能到达身体每一块皮肤，甚至每一个毛囊，接受不到“灌溉”的地方，就要得病。那瘀血和痰就是毒嘛。所以什么是排毒？首先得“排堵”。

我们也治好过好多例的脑病病人。其实我是去治他的脑病吗？没有啊，我可能只是通过他的颈椎这块儿，把一些个毛细血管儿里的瘀堵物质清除了，气血顺畅了，能够上承，去满足脑所需要的营养了，他的栓塞自己就开了。一个是痰被清理出来了，另外瘀血也一并清理出来了。到我们这儿来的人，拔出来的血没有鲜血，全是深色的瘀血。而且应该说瘀血“拔除”得相当彻底。一般情况下，我们看人在普通拔罐的地方，拔罐以后都是黑紫的一块，很久才能消。但我们这个罐子拔完是没有瘀紫的，只有一个小针眼和很淡的印子。就是因为我们把瘀血给拔出来了，不给它再吸收回去的机会。

2. 紧张生活突出了腰椎间盘

田　原：我们单位的一个编辑才27岁，就得了腰椎间盘突出。我问过他，知道自己是什么原因得病吗？他可能觉得这个问题有点儿无聊，说当然知道了，就是因为一次扭伤，腰有点儿疼。他以为过两天就好了，结果没想到越来越严重，疼得受不了的时候到医院一查，腰椎间盘突出。医生告诉他说，这个病除了手术没有其他治疗方法，平时就只能靠止痛药和打封闭针来止疼。他的一个同学也是腰椎间盘突出，当时是因为生病了，在一个寒冷潮湿的房间里躺了一个月。最后也查出个腰椎间盘突出。说到这，我觉得相对于扭伤而言，受寒应该是一个基础，或者说前提条件。

王兴治：没错。邪之所凑，其气必虚。但我觉得还有更隐秘的原因。寒也可以说是一种毒，《黄帝内经》里都提到过“寒毒”这两个字。这个罐子拔出来，能看得到的是瘀血和痰浊，看不到的，还有那个长年潜伏在身体里的寒气呢。

我认为啊，受寒和扭伤，更多的是一个外在因素，是导致发病的一个点，一个契机，或者说一个导火索而已。但真说到这得病的关键，首先还是体质发生了变化。

那老头儿、老太太，轻轻摔一下，就扭伤、骨折了，年轻人去滑雪，身体好的，那么个摔法儿，有几个摔出问题的？大多数都没事儿。

咱们就拿腰椎间盘突出的这个病为例。这个病在现代医学里啊，还有一种叫法，叫“髓核突出”。什么是髓核？咱们那腰椎不是一节一节儿的吗？节和节之间，垫着很薄的薄膜，叫软骨板，上下两块软骨板中间，闪着那一个小圆珠，这个小圆珠里边儿呢，饱含水分，就像是小水球一样，是有弹性的。然后在它的周围，包着一层纤维环，像个密密实实的网一样，防止它滚出去了。

你看我们这个脊柱能够一直一弯的，脊椎一节节之间肯定要一开一合来配合，才让整个脊柱有了它的柔软度。这个一开一合的压力，基本上就是中间的髓核来承担和调节。因为它有弹性，你脊柱紧张一点，它就扁一点，稍微放松了，它也饱满一点。

所谓的腰椎间盘突出是什么呢？就是这个髓核跑到椎间隙的外面去了，压迫到了神经，疼痛就产生了。它为什么会跑出去呢？

我看有这样的一个数字，一般人在婴幼儿期，髓核的含水量为80%~90%，但是青春期过后，里面的水含量就会慢慢变少，这个变少的过程非常慢，因为它还是要保持调节脊柱正常柔韧度的作用，不可能就一下子把水脱没了，所以正常情况下，即使到了老年，髓核的含水量也在70%上下。我们简单地理解，脱水就要让这个小水球变小嘛，纤维环包不住它，人稍微受力一点，它就跑出去了。这是腰椎间盘突出被列为退行性病变的一个重要原因。但是，我不认为它是病，它就是一个正常的生理过程呀，过了青春期，人都得开始这种退化。但是像你说的，大家都在“退化”，怎么不是所有人都那么容易腰椎间盘突出？

过去这种病的发病，都有一个特殊的年龄或者职业背景。比如老年人更容易患有颈、腰椎间盘突出的原因之一，一方面他的髓核含水量在下降，另一方面，气血不够了，全身的器官都要渐渐老化，那个纤维环的柔韧度和密度自然也要下降。还有重体力劳动者呢，也曾经是这类病的高发群体，他们成天劳动，让肌肉处于紧张状态，对颈腰椎就是一个压迫，促使椎间盘之间的空隙变小，压迫了髓核，同时也容易损伤包裹着小髓核的纤维，这样它就很容被“挤”出去。

现代医学治疗颈腰椎病，我认为，它仅仅是消除了疼痛，而没有治到病的根儿上。

现在的腰椎间盘突出的手术，主要以摘除髓核为主，因为髓核跑出来压到神经，人才觉得疼痛。但是有没有人想过，髓核跑出了椎间盘的空隙，相当于一个人背叛了自己的组织，那是因为他想背叛吗？不是，他身不由己，是被强行“挤”出去的。这个时候，拿它来兴师问罪，就错怪它了。按说它的“背叛”，其实影射了“组织”内部出现了问题，只是单纯地把这个背叛者给处理了，暂时痛快了，却把问题的根源给忽略了，直接导致的，就是组织内部关系的进一步恶化。现代医学也发现了，很多进行了椎间盘髓核去除术后的病人，后期都造成了椎间隙变窄、小关节变形或脊椎不稳等一系列变化。

田　原：治疗腰椎间盘突出手术，相当于将椎间盘之间的支撑物，一个用来缓解脊椎间压力的重要的东西给拿掉了。疼是没有了，整个的脊柱力学也都发生了变化。就好比把一幢大楼的一个看起来没什么用的“螺丝钉”给拆掉了。

王兴治：没错。你说现在好多个年轻人得了颈腰椎病，不管是腰椎间盘突出还是腰肌劳损，还是别的问题，说扭伤、受寒，那都不是最根本的原因，最隐秘的原因就两个字儿——紧张。

肌肉和连接着骨骼和肌腱的筋，都像是包裹着脊柱的皮筋儿一样。它们是张驰有度的，对组成脊柱的椎间盘压力就小，身体的力量和柔韧度都要好一些。它们过于紧张，过于收缩，椎间盘压力就大。

这种紧张来自于不正确的姿势，长期伏案工作或重复一些刻板动作的人。由于头、颈、肩胛带和腰部的姿势不良，很容易造成慢性、持久的颈腰部肌肉收缩。其次还有精神压力。现代医学所说的肌肉紧张，其实就是气血不能到达，不能滋养它。

田　原：紧张！这是值得我们琢磨的两个字。以前听人家戏说：我叫不紧张。挺有含义的。可能很多人觉得自己在按部就班的生活中没有什么紧张的，实际上，经常保持一个姿势就已经让身体的相关部位长期紧张了。

还有人只知道自己的精神会紧张，身体倒没有紧张感，其实，你试一试有意识地放松身体，就会发现其实身体刚才在不经意中“绷着”呢。

王兴治：夜深人静的时候，你失眠了，所有的浮躁都不能沉淀和消失，你还说自己不紧张吗？我觉得不紧张的人很少，人有欲望就会紧张。其实大家都说有压力，那什么是压力？就是有欲望，而且这欲望和你的实际能力不符。再就是有些人特别能仰望星空，却不能脚踏实地。

说偏了啊，其实就是说这个紧张无处不在。精神和身体是统一的，我们要时刻关注自己，这一刻，我紧张了？我保持一个姿势多久了？放松一下。

3. 颈椎就像门轴，重在使用和保养

田原：回到颈腰椎病上面来，我们应该怎样关注它们？过去没有人得颈腰椎病吗？

王兴治：从我们家的经验来说，过去人腰椎病多，但颈椎病并不多。我 1953 年生

的，在我这们一代人的印象里，很少听过哪个邻居，哪家的阿姨得了颈椎病什么的。但是腰椎病的人多，那个年代体力劳动都比较多嘛，过劳也是对腰椎的一个压迫。我六七岁的时候，就经常跟我爷爷出诊看病，他大部分都是给人治疗腰椎病。

现在呢，颈腰椎病得的都多。但不是因为过劳，而是因为坐着的时间太多了，现代人工作需要长时间坐在电脑前，腰和颈部都长时间保持一个姿势，时间长了，部位紧张，气血不通畅那是必然的。再加上什么呢？上个世纪八十年代，空调逐渐在中国家庭里普及，这也是现在好多七八十岁老太太也得颈椎病的重要原因。紧张和受寒同时作用。中医讲寒主收引，长期受寒，自然会造成这个部位的肌肉紧张。

田　原：尤其是夏天，空调让很多人不会出汗。人要经过春夏秋冬，该凉得凉，该出汗得出汗。现在我们把出汗这个环节直接给省略了。

王兴治：我们小时候，根本没空调。到了冬天，那时候北京零下十六七度，比现在冷，那么冷的天儿，我们哪个小孩儿出去玩儿的时候小脖子没受过风？但很少有颈椎病。

颈椎是不容易出问题的，尽管它很细小，上面还撑着挺重的一个头脑，但它也是整条脊柱椎骨中，灵活性最大、活动频率最高的骨段，它是不是气血通畅，直接影响了气血上输大脑的途径是不是通畅。要不怎么得颈椎病的人都感觉头昏头沉呢？颈椎这块儿“堵”了，大脑的气血供应就要不足，注意力不容易集中，脑力就要不够。

中医有句话叫“户枢不蠹”，过去的木门轴长年地转动，它总也不被虫子磕，咱们这个颈椎跟那门轴是一个道理。现在为什么这么多人颈椎出问题？本来应该经常活动的部分，看电视、看电脑多了，缺乏运动，首先自己的堡垒就不牢固了，总不让它动，它的气血不通畅，自我防御能力就要降低。

颈椎这个部位，它也是中医所说的大椎穴还有风门穴的所在，是人体的一处门户。再加上吹空调的时候，没人想着我得围个围脖儿，不能让那寒气再袭击已经够脆弱的颈椎了。这种生活方式延续下去，不往颈椎往哪儿跑啊？

按民间说法，中医治病好就好在它能去根儿。有好多人也问我，说你们这方法治疗颈腰椎病能不能去根儿？我认为“去根儿”不重要，去什么根很重要。为什么？还是那句话，光大夫医术好，医德好，作用还有限，这个“病根儿”不是说哪个大夫有能力给你拔除，然后跟你保证再也不长出来的。而是要等到这个人觉悟的那一天，学会爱自己了，那是真“去根儿”了。比如说，在我们儿这治好了以后，注意保暖、防风寒，他养护得好，以后注意了，过去的病不会再犯，这就叫去根儿了。如果做完以后接着吹空调，长时间打电脑，该干嘛干嘛，就永远没有去根儿那一说。

今天就有一个人，之前在我们这儿做完了三个疗程，强直性脊柱炎，效果好得让他自己没事偷着乐。可就这人又返回来了。他自己都承认，是因为他保养不当。一天打大半天麻将。

这个世上没有绝对的神医，好大夫跟好的病人之间配合得特默契，那肯定能去根儿。

所以我们这儿的病人，就算在我这儿做完了三个疗程，病好了，疼痛没了，在之后的两三年、甚至更长的时间，还是要十分注意保暖的，才能维护出来一个好身体。

田　原：其实身体有时候真的像我们居住的房子，哪一天不打扫都会有垃圾，长期下去，这垃圾就会成为垃圾场。你提出一个特棒的理念：想要去病根儿，首先要学会爱自己。这个爱不是往身体里装好吃的，往身上穿奢华的服饰，而是时刻要记得，对身体进行由内而外的维护和保养。

王兴治：我常给病人举一个例子，我说一辆经过大修的汽车，修完以后，技工说能保五万公里。也许我到开车的时候很小心，不让它经常走不好的路面儿，不让它震到，定时给它保养、打蜡、加油，这车可能跑十万公里了，都没有第二次大修。但是反过来，刚修好的车，开出来以后，什么路都跑，该换油也不换油，该保养也不保养，也许一万公里都开不到，就又回去大修了。人也是一样，人的身体机能同机械运动很相似的。你哪儿有问题了，上我这儿来保养，做一个维护，跟汽车保养是一样的。但是从这儿出去以后，还得需要你自己平时多加维护不是?

4. 毛细血管不通也会引发身体大塞车

田　原：这样看来，放血拔罐治好颈腰椎病的原理其实很简单，就是拔除了积聚在身体深处的痰和瘀，通畅气血，相当于清理河道，开闸放水，去灌溉因为失去气血的濡养，而过于紧张的身体。但有的人也会质疑，你怎么能确定你拔出来的那些像痰一样的物质就不是身体里正常的组织液，或者是脊髓？

王兴治：这种疗法虽然是我们家自创的，但它有很坚实的中医理论依据。

现在看这种拔罐的方法很奇特，那是因为很多古老的、传统的中医方法已经在几千年的历史长河中流失了。早在隋唐时期就有一本叫《外台秘要》的中医典籍，记载了大量的唐朝以前的中医疗法，其中就有竹罐刺络，书里面写道："……取三指大青竹筒，长寸半，一头留节，无节头削令薄似剑，煮此筒子数沸，及热出筒，笼墨点处，按之良久，以刀弹破所角处，又煮筒子重角之，当出黄白赤水，次有脓出，亦有虫出者，数数如此角之，令恶物出尽，乃即除，当目明身轻也。"

它所描述的"青竹筒"，以及整个操作过程，跟今天我们王氏脊椎疗法的过程就非常相似。而且他后面说"当出黄白赤水，次有脓出，亦有虫出者。"就是说古人在拔罐的时候，不只能拔出血和脓样物，还能拔出虫。

现在还有没有人能做到拔出虫我不知道，但是它说明古人老早就已经将拔罐刺络的方法给研究明白了。如果这种拔罐法把身体里正常的组织液，甚至脊髓也给拔出来了，它就不是安全的，甚至有可能危害到人的性命，那也不可能传到今天。

田　原：《黄帝内经》中，有很多提及络脉的字眼，但在现实来说，络脉并不像经脉那样受到重视和推崇。而王氏脊椎疗法正是以"刺络"作为医治颈腰椎疾病的突破口。那么你如何理解这个看不见摸不着的络脉？

王兴治：我更相信细节决定成败。

在中医看来，经络是人体内气血运行通路的主干和分支。包括经脉和络脉两部分，其中纵行的干线称为经脉，由经脉分出网络全身各个部位的分支称为络脉。

其实经和络是一套完整的系统，经是主干，络是分支。就好像一棵大树有无数的枝枝杈杈一样。如果把经比喻成这棵大树，和大树上几条主要的粗干，其余的小枝小杈，就相当于络。我们可以随便摘一片叶子，去观察它的叶脉。每片叶子中间都有一个主脉，再往下就是越分越细，纵横交错的无数条小细脉，可以说这些小细脉深入到了树叶的每一个细胞，去给它养分。哪儿的营养不到，哪块儿树叶得不到滋养，那儿的细胞就要死亡。人体也一样，就靠这些毛细血管，来将营养输送到终端，输送到身体的每一个细微环节。

可以这样说，络脉是否通畅就可以检验身体是否健康。这些都是我这么多年来的一些体会。但是呢，从现代医学的角度来说，我认为也能够验证这个思路。

现在普遍认为络脉就是毛细血管，其实从中医的大视角来说，络脉应该是包括了毛细血管在内，拥有更多功能性的那么一套完整系统。这些毛细血管从现代医学的角度来说，就是为骨骼、肌肉、大筋、神经、骨膜等输送营养的一个终端，都得靠毛细血管给养。包括像一般软骨内是没有血管和神经的，它所需要的营养，都要依靠包裹住它的那层软骨膜里的毛细血管来供应。

可以说经是大道，络是小道，显而易见，“大道”没那么容易造成拥堵。可是毛细血管不通畅了，全身各处就都会出现各种各样的问题。

比如我们这儿就治疗过韧带钙化，肌肉张力过大，一摸紧紧的，还有骨骼变形的病人等等，它这个病是怎么形成的，先不管，但是讨论到这个病的终端，其实都是络出了问题，络脉不通了，毛细血管不通了，主动脉里有新鲜的血液也没用，因为大多都被堵在路上了，过不来，就营养、濡润不了筋骨、肌肉，它能不发紧、发硬吗?

那么我们这个疗法，通过这个罐，通过刺络，通过我们家祖传的药方，把毛细血管里不通的东西，给它清出来。新鲜血液循环起来，让它自已养自已，原来缺血阻滞的地方，它自已也会去修复。

比方说我们做腰椎病的病人，就在他腰上做，也是在督脉和它的旁边找一些穴位，来刺络拔罐，几个疗程下来，腰椎间盘突出慢慢好了，韧带钙化的本来一动不能动，慢慢也能动了，肌肉紧张的一做就松了。为什么啊？我把堵住的小路给他疏通了，气血大量地流通过来，滋养了这块地方，得到了营养，它自然就好了，不用专门去治这种病。

5. 是亚健康了还是颈腰椎病了

田　原：络脉就像树叶的叶脉，这个比喻很形象。

《针经指南》说：“络一十五，有横络三百余，有丝络一万八千，有孙络不知其纪。”就是说络脉太多，根本就没有办法数得清，也就不可能像经脉那样，每一条是什么走向都看得清清楚楚。

王兴治：但是古人很聪明，按照十二条经络的走向，将人体分为十二个区域，称作十二皮部。可以说，每片区域，都相当于一片树叶，这一块的络脉也好，毛细血管也好，都归这条经来主管。当然，不只限于能够看得到的浮络，还包括其下支支叉叉，像叶脉一样，无限分配下去，深入骨骼、肌肉等细节的各级络脉。打个比方来说，这十二皮部，就相当于北京的各个区县，络脉，是每个区县中的大街小巷。

田　原： 可是我发现“王氏脊椎疗法”大多“作业”于督脉，也就是在脊柱这一个区域做刺络拔罐的治疗。是否能起到荡涤全身的作用？

王兴治： 在脊柱这里做文章主要还是针对颈椎病以及肩背部位的疾患。简单来说，颈椎病，包括脑病，我们就拔肩颈周围的穴位；腰椎问题，就要在腰椎的附近拔罐；如果关节炎呢，就得在关节附近拔；包括小的静脉曲张，几次就能给他做好。就是得专门做这个区域。

从我们这儿治疗了上万例的病人来说，他来治颈椎病，我们就把他颈椎病给治好了，如果不特意去治别的区域，别说关节了，就是腰椎上的病，也不会出现很明显的“兼治”效果。至于你在我这儿治了颈椎病以后，是不是经过一段时期，发现腰椎也舒服一点了？这个我们也没有做过追踪的访问。但确实有给他做了督脉这个区域，其他方面的问题也好了，比方说有的人就跟我说做完以后睡觉好了，那个告诉我，做完以后连性功能都好了。

还有两口子一块儿来的，都是四十多岁的人了，本来两个人脚不臭，但是做了一段时间以后，两个人都臭脚。从我的角度来说，我认为这是个好现象。好多人觉得脚臭就是正常的，可我觉得凡是腐败的东西，才会发现恶臭的味道，正常来说，有一点酸臭味儿是正常的。那这两口子为什么治疗过以后反而臭脚了？我认为是在脚底下开出一个排毒的通道来，排到一定的一程度，体内的大环境改善了，他自然而然就又不臭了。

脊柱，就是老百姓讲的大梁骨，是人体最重要的位置。这里的督脉是“阳脉之海”，从这儿能向全身输送阳气。现代医学则认为脊柱是个体的中心轴，能产生很强的生物电能，为各脏腑和脑乃至全身输送、补充能量，像是个大电厂。所以我觉得治疗督脉这块儿，对身体的全部肯定有影响，以保证督脉周边的小街、小巷的通畅，相当于对督脉的工作是一个支持，至少它向身体各个“部门”输送阳气的通道都畅通了。从这个角度来说，毛细血管走的确实只是局部，说得形象些，它只负责上面领导分配下来的管辖区，就跟我们北京的片儿警一样，他可以把他这片儿的每一户居民，从爷爷辈儿到孙子辈儿都了解得一清二楚，但他不能越界去管辖别的区域。

可是宣武区的交通治理得特别好了，对崇文门周边的交通改善肯定要有影响。

另一方面，脊柱是否健康，形态是否正常，在现代医学来说，直接影响到人的免疫功能。大约有50多种疾病的产生与脊柱的是否健康密切相关，像偏头痛、三叉神经痛、后枕疼、头晕、耳鸣、眼胀、视力下降、脑供血不足、记忆力减退、失眠、乏力、面色萎靡、胸闷气短、哮喘、胸背疼痛、血压异常；颈、肩背痛，腰腿疼痛、慢性胆囊炎、胃病、腹痛、腹泻、出汗异常、痛经、月经失调、下肢沉重，甚至性功能障碍、肝功能异常等等这些个常见病，到医院检查一圈儿，什么也没检查出来，然后医生就说你这是亚健康。最后才发现，原来不是亚健康了，是颈腰椎出问题了，才引起了这一系列的疼痛和不舒服。

那把脊椎给他修复了，相应的这些个症状不也就好了吗？

田　原：现代解剖学已经证实了脊椎上有三十一对神经，它们像是触角一样，遍布身体各处，连接着肌肉、骨骼、脏腑等等。

王兴治：所以脊椎出了问题，真正是牵一发而动全身。但是我们这种疗法毕竟是区域式作战，说我就做这一块儿，各种问题都一次性解决，那也不太现实，因为我们“清理”的不是相对宽大一些的经脉，而是细小的络脉，这就需要一个个区域去治理，就像治理各个小区的垃圾一样。但是这种治理，相对来讲，也更加细致和彻底，不会留下死角。

田　原：我简单看了一下你们在刺络的时候取的穴位，在颈周取了督脉上的风府、哑门、天柱、大椎、陶道、身柱穴，而在督脉周围取的穴，看上去像是膀胱经上的穴位，但是对照国家标准经络挂图，却又发现有所差异，甚至有些穴位是图谱上都没有的。为什么要刺这些位置？

王兴治：这是老祖宗们传下来的手法。我认为啊，不能单纯就从经穴的角度去考证这些刺点。现在得到的证实是什么？人体有十五大络，而督脉之络，应该说是里面最重要的一条。它从哪儿起呢，就是咱们尾椎那儿不有个长强穴嘛，那儿是它的一个“撒网点”。督脉之络的网，从这儿撒出去之后，沿着脊柱两边儿向上延展，然后包围头部和两边的颈肩，是这么一走向和网络分布，我觉得用我们家这个疗法能治脑血栓，就在于这一点。我们刺的这些个穴位，都没有脱离督脉大络的范畴。

6. 好生活造就了身体的劣生态

田　原：什么病做完三个疗程就好了？这三个疗程是不是属于“点到为止”，像练武一样，只“打通”了部分区域的脉络？

王兴治：我爷爷传下来的就是三个疗程。因为基本所有来治疗的人，到了三个疗程，出血的颜色就变浅了，痰呢，也不出了。我们也做过一些试验，再多做几次，我们那个竹罐里面就是空的，什么都出不来了。

还记得我小的时候，有人当时问过我爷爷，说我过几年再来做一次？我爷爷就问他你现在多大了？他说我五十了，我爷爷说那你一百岁的时候再来找我吧。他的本意就是说要三个疗程拔出来的这些个痰浊，不是一两年就能形成的，如果平时自己再多加注意和保养，过几十年都没问题。

田　原：但是今天不可同日而语了，大家日子过得好了，吃得好了，空调经常开着。那个时候做三个疗程以后，可以保持身体五十年的相对通畅，现在可不好说了。

王兴治：这个有可能。所有的病，不管是突然发作，还是慢性疾病，它的形成过程都不是一天两天的事儿。但是为什么我爷爷敢说在我这儿做过三个疗程，就能保五十年？清代大医叶天士有一个“久病入络”的说法。这个本身也是《黄帝内经》里的一个观点。从这个角度来说，我们家的这个方法应该也特别适用于很多慢性病的治疗。

什么是“久病入络”呢？简单地理解啊，就是说人的病，在医院里，五分钟就能得到一个结果，这就让人们都忽视了，所谓的病，在身体里的发展是缓慢的，层层递进的。好多个病邪，都是先进皮肤，再入经络，又进脏腑，最后留在哪儿呢？用咱老百姓的话说，就入了血了。

但是西医所说的主动脉，或者说咱们中医说的经脉，就像是自然界的黄河一样，河道宽广，河水奔流不息，它河底沉积的淤泥对它不构成问题，但这些淤泥，会渐渐地像它周边的小河、小溪去汇聚，经年日期久，被堵塞的小河、小溪越来越多，主河道的河水无处可去，压力增大，河水就会泛滥成灾。

从这个角度来说，刺络拔罐可能只是个笨方法，它通过清理这些细小河流里沉积了多年的淤沙，快速排解主要河道的压力。但它又是见效最快，也最无奈的方法。因为黄河泥沙越积越多的原因，主要是因为滥砍滥伐造成水土流失，大量泥沙随着暴雨被带进黄河。

现在人的疾病越来越多，瘀血、浊痰越来越多，不也是因为人们不知节制的生活方式吗？大吃、大喝，吹空调，喝冷饮……从中医的角度来说，这些个生活方式，首先伤了脾胃，脾属土，是生命的中土所在，现在好多病的根源，不也是另一种形式的水土流失嘛。

田　原：简而言之，好生活造就了身体恶劣的生态环境。

王兴治：没错呀。过去，大自然是和谐的，小河、小溪里的泥沙不是一天两天就能堵塞河道的，它要经过几十年的积累，但是现在不一样了，可能用不上十几年，就又要清理一次。

在中医来说，大自然的生态环境跟人体的生态环境的变化永远是对应的，因为这些变化最终都取决于这个地球上，最具有智慧和能动力的人类的意识。现在人把自然界破坏成这个样子，他们还懂得去善待自己的身体吗？

所以很多中医认为刺络是解决细枝末节问题，这个观念也没错。咱也不能就把自己家的东西供奉到一个多么至高无上的位置上。但是不可否认，这种对细枝末节的清理，却又正是现代人最需要的一种方式。

人们如果学会爱自己，把自己的身体维护得很好，谁都不用拔罐，都能保证身体血脉、经脉正常的通畅度“一百年不变”，活到一百岁，身体里的瘀和痰也累积不到足以致病的程度，就可以健康到天年。

田　原：时代变化了，人们的生活理念和生活节奏都变化了，疾病谱变化了。在人们都不在乎对自己“细枝末节”养护的年代，从“细枝末节”入手，反而更适应这个时代的特性。正所谓细节决定成败。

7. 竹罐背后的48味神秘药材

田　原：针灸和拔罐，无非有两个角度，补和泄。拔出身体里的痰浊，应该是一种泻法吧，是“驱邪”。这种方法会伤害身体的正气吗？

王兴治：实际上这个拔竹罐，就我所知，民间还有很多人也在用这个方法做治疗，因为这种方法是几千年中医文化沉淀下来的精华，我们家，只是对它有一个比较系统的整合和传承发展。

关键是什么呢？我们祖上的方子太神奇了。在拔罐的过程中，不但有泻，还要有补。要没这方子，光靠这罐，靠刺络，我们这的医师都试过。让别的大夫配药，那效果差远了，就不成。而且配药的这些个大夫，都是比较有名的中医。最后我徒弟说，师傅，谁的都不行，我都研究过了。

田　原：这个方子里总共有多少味药？

王兴治：48味。但这四十多味呢，是四副药，不是一个方儿，是一个组合方儿。除了有附子，还有海风藤，能祛风湿；红花，活血化瘀；伸筋草，舒盘活络；山甲，通经消肿等等，这个药的配伍是非常厉害的，相当于一个力量很强大的集团军。

田　原：清代沈金鳌的《幼科释谜》中有一句话：痰涎虽病液，亦元气所附，去之不已，遂成虚脱，每见惊搐壮热等症。这是一本中医儿科的书，他说小孩子伤了元气就要出现抽搐的情况。他认为痰虽然像仲景说的，是“病液”，是病理产物，但因为它原本是身体里正常的津液，如果过量地将它驱逐，也会伤到元气。所以我刚刚在想，刺络拔罐，能够将瘀血和痰浊清理出身体，但痰是绝对坏的物质吗？所以沈金鳌的理念是，不能光去痰，还要补中益气，因为脾胃是生痰之源。

但竹罐的治疗重在一个通字。但是，不管怎么通，前面部队打上去了，后面的补给一定要跟上，一定要保证身体的正气不被打击。

王兴治：我觉得我们家的老祖宗之所以放了这么多的药进去，可能也是为了实现一个全面包抄，既有一个强大的力量可以驱邪，又有守卫军来进行扶正。

田　原：做了三个疗程的人，有没有出现气虚的情况？

王兴治：第一个疗程做完，可能会有点儿感觉，特别怕风，之后就越做越实。我曾经有一个学生，一到下午就说你别理我，别跟我说话。我问他你怎么了？他说我没怎么，你就别理我就行了。这个学生，腰也有问题，他也不看，他说看也看不好，他每次犯病的时候只要坐暖气那儿坐上五六天，自然就好了。很明显就是正气不足。当时我说你做做拔罐，他不做。因为我们那时候的针还不是一次性的呢，他看那针给一个人扎完再给别人做，觉得不卫生，他就不做。后来我到深圳做了十年，把针改成一次性的了，他就做了，三个疗程以后呢，他说王老师我感觉我没脖子了，高兴得不得了。

田 原：没脖子了，这感觉太对了，好多人就是因为脖子沉、酸、僵，才总是很在意他的颈椎，其实要是这些感觉没有了，就是没脖子的感觉。

王兴治：后来他又说，王老师，我告诉你个好消息，我说什么好消息？他说我自已能感觉得到，现在就算是空调对着我吹，我也能扛得住。当然他不是真的去对着吹，就是用这个来比喻他做的效果特别好。你说我这学生原来可以说是个正气虚弱的人，但他现在不虚了。

我有个朋友，二十年没见了，我见了他以后，他这个脚啊，粉碎性骨折，打钉子了。我看见他的时候，脚肿的老大，都两个月了，就是不消。我说这样吧，我们家这个药很有力量，我就把我们白天泡竹罐用完的药，捞了两包，晚上就给了他送过去了，到他们家那药还热呼呢。他拿去泡了两三天，五六次，肿全消了。

像这样的情况我已经遇过好多次了。就是朋友外伤，消肿，都管用。我父亲也曾经出了一次车祸，也是踝骨这儿骨折，他也打了钢板，他那个肿就是用这个方法自个儿解决了。

所以说这个药最特别的是什么呢？这四副方子，可能每个方子单独用也都有一定的效果，但是一合起来可能就是另外一个作用了。像这几个方子我做过试验，看这个药少点儿，那个药多点儿行不行，结果都不行。最后得，咱也别瞎忙活了，还是用老祖宗这方儿就完了。

奥运会举办期间，有两味动植物的中药市面上没有，不卖，那时候买不到这药，做的时候痰就出很小的，大的没有了。

田 原：现在用的药都是你来采购？

王兴治：对，我亲自采购，药材的质量好坏，地道不地道我都能看出来。要保证疗效，就要严把药材这个关。

之二/ 民间中医的未来

1.“脊椎疗法”也能治脑血栓

田 原：“王氏脊椎疗法”对颈腰椎一类疾病的治愈率能达到什么程度？

王兴治：凡是来我们这儿的病人，基本上都能解决。还有脑血栓，相当于是我后来新开发出来的一个病种。我爸爸和我爷爷那辈儿治疗的脑血栓病人不多。

田　原："王氏脊椎疗法"治疗过多少例脑血栓病人？效果怎么样？

王兴治：做了有两三百例，这其中有发病几天的，最长的得了八年。年龄段从三十多岁到七八十岁都有。效果都非常好。

田　原：怎么想到"王氏脊椎疗法"用来治脑血栓？

王兴治：有些事儿，都是生活逼迫的。当年我只知道这种疗法有效，但有效到什么程度，我不知道。后来我到一个医院做门诊，竞争特别激烈，那个时候我都快交不上人家的房租了。因为颈腰椎这个病很多科室都能做，比方说针灸科、推拿科什么的，我想我试试脑血栓吧，也是一种尝试性的。结果做了三五例，效果非常好，后来就又接着做下去了。

后来有个刚退休的老院长，想把我们这个方法引进到他那个医院去，结果跟几个科主任一说，一致反对，进不去，都害怕竞争。

田　原："王氏脊椎疗法"到了你这一代，有过改变或者创新吗？

王兴治：过去没有玻璃针，用的都是碗瓷儿。到我们这儿最明显的改变，就是把针改成一次性的了。早年间的民间针灸，都是反复使用的针，特别是三棱针。现在我们是按卫生部关于医疗机构的标准设置的，医用手套、针、纱布、竹罐都是一次性的，这套器材申请了国家专利证书。

田　原：会考虑换掉竹子用其他材料来做罐吗？

王兴治：不可能。竹子本身就是药，就有清利的作用，还能够解热化痰。但是不同产地，不同品种的竹子还有区别。我们家的竹罐儿用的就是南方一百多块钱一根的紫竹，每根只能做十三个罐，但是一个人一次都要用到三十几个，而且都是一次性的，用后就要销毁。对于紫竹，医书上有记载，紫竹的根能够祛风，破瘀，解毒，对我们家的这个药也有一定的助力。

2. 为皇帝医病安全第一

田　原：所谓伴君如伴虎。当御医不容易，稍有差池就有生命危险，所以黄元御、张子和等著名医家都是从宫里“逃”出来的。王氏祖传的罐法能够得到两代皇帝的赏识，还有什么特殊之处？

王兴治：我认为就四个字，安全第一。越是皇帝用的，越是绿色，安全，简单但极有疗效的方法。这也是现在宫廷中的养生、治病方法被世人极力推崇的一个原因，它太人性化了。

我们家这个竹罐，跟现在好多人所理解的拔火罐不太一样。它集拔罐、刺络放血、药物熏蒸于一身。

第一，它不用火，而是用竹罐泡过热药之后，嘬在皮肤上所产生的负压，首先就降低了烫伤、起泡出脓引起疼痛和感染的危险；第二，我也看到好多放血法，用梅花针、三棱针放血，然后玻璃罐子“叭”，一拔，放血，出的血量特别大，罐子里全是血，我感觉给过去宫里的人做治疗可不敢那么玩儿，皇上的血多宝贵啊？出了一点差池都可能人头落地，所以我们就弹一针，轻轻地，出小米粒大的血珠儿就算比较多了，如果按照我爷爷和父亲传下来的手法，做得最好的是针扎下去之后，不仔细看都看不出孔来，细看就是一个小红点儿，虽然孔小，瘀浊却不能少出。

还有一点，做这个治疗，一不戒酒，二不戒色。皇上你敢不让他喝酒？敢让他戒色？饮食上也不忌寒凉荤腥，皇帝吃饭一百多道菜，他想吃哪道，谁敢不让他吃？所以在我们这个疗程之中，没有什么特殊的忌讳，什么都可以吃，什么都可以做，但也别太出格儿。惟一必须要遵守的是什么呢？一定要保暖，杜绝风寒的侵袭。从拔罐的那天，保暖就要一直坚持下去。

田　原：看来到你这儿治病的人享受的是皇帝待遇。

王兴治：其实你说这拔竹罐是多简单、便捷的方法？现代医学这么多大仪器，还是拿颈腰椎病没辙，说它是“世界顽疾”，除了手术之外没什么更好的办法。我们中医就很简单，就这么一个小竹罐儿，好多颈腰椎病的病人，医院让他去做手术，但他在这儿治疗之后，感觉自己好了，也不疼了，那这手术就不做了。

田　原：现代医学越来越认识到手术的危险性和副作用，相当一部分人在做了颈腰椎手术以后，发现疼痛还在，而且腿部有无力感等症状。所以现代医学也提倡保守治疗，能不手术就不要手术。可是这个病不手术又疼痛，好些个人就频繁地吃止痛药，结果越吃病情越糟糕。

王兴治：我从小就见过很多拔罐后不用做手术的例子。从我父亲那辈儿开始，就经常有这样的例子。我父亲呢，他也不想靠这个挣钱。他那时候就是亲戚朋友谁难受了，就给谁做做治疗。

我爸过去一个老领导，腰椎出问题了，住院，医院让做手术。我爸就说，院长你别做手术了，你先试试咱家这个拔罐儿，如果感觉不行，你再做手术。这都二十年前的事了。但是做这个竹罐也得找个地方，不能跑人病房里做呀。那位院长一想，哪儿没人啊？哪儿没人晚上咱们去哪儿做，就这么偷偷摸摸地做了几次。院长觉得我这腰不怎么疼了，没必要做手术了啊。结果他就出院了，就不做手术了。可以说这个院长到现在都没做手术，而且腰再没疼过。还有几位局领导，都是我爸给他们治的。他们给我爸起了好多外号，什么王一趟、王神医……但不是说去一趟就好，是说去一趟，做一次就有效果。

田　原：对爷爷印象深吗？

王兴治：我爷爷可有脾气了，小老头儿，个儿不高，也就一米六几的小个儿，留的小歪胡子，我给他穿的清朝的衣服做了一个形象标。有的人告诉他，说我这做了几次也没效果呀，他本来闭着眼，听完了这句话，猛地一睁眼，没效果？别治了。听我爷爷一说别治了，那人又开始央求他了。

还真是，要是谁跟我说一点效果都没有，我也可以闭着眼睛说，那你这肯定胡说八道，不可能没效果。看他出的那些脏东西，他还说没效果，起码这人不真实。

小时候，没人看着我啊，我爷爷就一边工作一边得带着我，小时候的我可老实了，不会到处乱跑。我爸说，三岁的时候带我出去，要坐一段火车，他说你别动啊，我得走好几节才能到餐厅去弄饭，我就答应。结果走那么多节，他心里都有点儿慌了，回来我就在那儿坐着，一动没动。所以我家里人可能更喜欢我弟，认为我傻，其实我也不觉着我傻，就是有点儿太老实了。我爸就喜欢我弟，我弟喝红糖水我就喝不上，我走进来，我说你喝的是什么？他说喝药，我就跑了，我可不喝药。

3. 当初就没想继承祖业

田　原：你是地道的北京人？

王兴治：也谈不上地道，以前也不一定是北京的，但我不是满族，是汉族人。我还记得当时申报非物质文化遗产进行家族查证的时候，专家问我，你是满族是汉族？我说我们是汉族。人家专家说，这就对了，（清朝）御医一个满族人都没有，都是汉族。谁如果祖上是御医，还是满族人，那就连查都甭查，肯定是假的。当时满族的医疗技术比汉族人低多了。

田　原：家里有这么个家传的宝贝，当初为什么没有学医？

王兴治：说实话，传到我这代的时候，开始我就没想过做这一行。

我呢，本来是中文系的，又学了个无线电专业，我们二三十岁的时候，不是我想干嘛就干嘛，是党叫干啥就干啥。我刚工作的时候在电子部做音响师。

那时候也是刚改革开放，咱们心里都有那么点儿崇洋的念头，中医都已经不太时兴了。

那时候我成天摆弄的都是美国进口的高级仪器，别人一看都花了眼了，上面百多个钮，普通人都不知道按哪个。我们家这门儿手艺呢？我从小就看我爷爷做，提溜俩破竹罐儿，拎点儿破药，土得都掉渣儿。跟人外国人那设备没法儿比。而且我当时在音响界已经很有名气了。过去公主坟儿那个音乐喷泉，就是我做的。国务院以前发音响工程师证，现在这个证已经不发了。有这个证的，活着的可能不超过十人，我就是其中一个。

其实我爸早就想让我接这摊儿，但我当时就不想接。我爷爷也好，我爸也好，都觉得这门儿技术是家里几百年传承下来的一个非常好的宝贝，可是我开始并没觉得它是个宝贝。因为我有我自己的事业，而且可以说我的事业做得还很成功，有所成就。

田　原：什么原因让你改变了想法，回来继承家传的祖业？

王兴治：有一个偶然的机会，几个局级干部来拔罐，我爹让我给他帮个忙。他们在治疗的过程中就说，我曾经在哪个医院治过，都让做手术。但是我爹给他们治好了，也不用做手术了。我原来不知道，我才发现，原来别人都治不了这些个病，原来这小竹罐确实是宝贝，是好东西。它确实有疗效啊，不是我一个人说，是每一个做过治疗的人都能感觉得到。

田　原：有些人做医生并不是他一开始的追求。我一直觉得一个好医生是被命运指派的。所以这样的人就有使命感。

王兴治：有使命感。有时候我觉得我就是这样一个人。我比较信命，现在国家重视中医药，越来越多的民间中医绝学、绝技被收纳进了国家非物质文化遗产，有了这么一个良好的社会环境，我要把老祖宗的文化和绝技传好好传承和发扬下去。

我这人啊，做事信心坚定，做什么都专一。决定做这行的那一天，我就把那么大的洋设备都给扔了，专心致志地来做这个。我以前学中文出身，读中西医方面关于颈腰椎治疗的书，我没问题。我看的书很多，中医的，西医的我都看，他们的对这一类病的看法和治疗手段，我都要烂熟于心。如果连基本的境遇和理论都不了解，肯定做不好啊！

田　原：去年，吴少祯社长跟我提到你这儿的时候，真是透着关切。一直以来，中医的原生态越来越珍贵，对于民间或者宫廷医学来说，生存和发展的空间不是很理想。

王兴治：很不容易。我过去在医院里边儿，也就能够“坚持”一年，做不长。为什么？刚开始在一家西医院，院里很高兴，有一个治颈椎的好方法，能树立一个品牌。一年以后，院长找我了，说兴治你得走了。我说为什么走啊？他说不是你不行，你要再待下去，我这院长干不成了。为什么呀？每年我这儿五六百例手术，今年不到一百例。你说我少挣多少钱啊？

后来换中医院吧，它不做手术啊，去了以后，一开始医院也很看重，引进了一个新技术，老百姓都说好。到了一年，又待不了。我在那儿，按摩科和针灸科的病人，见少了，别的科拔罐的更不成。

王氏脊椎疗法成为区级非物质文化遗产后，原宣武区（现在的西城区）非遗办主任贺彦春主任、区文化局有关领导及区长大力支持，请清华池支持拨出场地，给我们做治疗室，首次实现了两个非遗项目的出色结合。同时，市文化局局长降巩民、王局，市非遗处千容处长，多次进行项目的实地考察，并拨非物质文化遗产项目补助经费解决我们的实际困难，今天虽然取得了一点成绩，与区、市有关领导的支持和帮助是分不开的，我只是做了一点实际工作，很感谢他们。在清华池，我们属于保健项目，但老百姓不管你叫保健，因为有非常好的疗效。

田　原：老百姓是务实的，他不管你什么理不理论，什么大医院。而且现在是非物质文化遗产，清华池是百年老店，也是非物质文化遗产的项目，这也是强强联合了。

王兴治：把两个非物质文化遗产放在一块儿，这是宣武区做的一个试点，全国都没有。区委和区政府都很重视这件事。我们刚来这里不久，区长、书记们就来视察指导过。北京电视台的《这里是北京》栏目也给我们做过报道。

田　原：做一个疗程的费用是多少？

王兴治：两千多块钱。一个颈椎病在我这儿，六千块钱，基本上搞定。我没有做超过三个疗程以上。腰椎间盘突出的也是三个疗程，基本搞定。

4. 老外更爱中医

田　原：大道至简。这么一个小竹罐儿，经历了几百年甚至几千年的演化，无数先人研究、实践的精化，才到了今天。中医的针、砭、灸法能传承到今天真是太不容易了。

王兴治：中医几千年传承下来，丢失了很多精华，西学东渐以后，更是不被多数国人所关注。我们需要把老祖宗的宝贝，一点点地拾拣起来，完好地发扬下去。应该说这个技术不完全是我们家的家传绝技，它更应该是我们中华民族智慧，无数先人的智慧凝聚出的一个结晶。我就想能把这个做好，传承下去，将来把我们祖国的东西，让整个地球的人都认识。

其实我们在做非遗申报的时候，中国中医科学院医史文献研究所柳长华所长一看我们送过去的片子，他就说这东西还有?！他说我一直认为这个疗法已经失传了，你这个原滋原味儿的没走样，还在这儿。他也鼓励我再努把力，把它给留住，传承下去。但是，他说你丢东西了。丢了经！这种治疗方法一定是有经的，要念啊。对于我们家来说，拔竹罐的这个“术”我们把它留下来了，传到了今天，这个“术”的背后，必然有一个根系很深的中医理念，来支撑这个方法，才能产生这么好，甚至对很多人来说，非常神奇的治疗效果。但是恐怕这个“经”是丢在好几代前了，找不回来了。

但是反过来想，老祖宗发明的这些个秘方、秘技呀，他也是在实践当中不断地去验证，去顿悟。但今天，我至少要把我们家传的这个“术”传承下去，别断了。我悟不出来没关系，我把它教给更多的人，让更多人能从中受益，也希望让更有智慧的后人，一代代地，重新能把丢掉的经给找回来。

你知道我现在有个什么想法，我想明年跟湖南中医药大学合作，作为他的一个培训基地，将来他们那儿毕业的人我要，我给他分配工作。这也是我的一个梦想。

好多民间医生的绝活儿都自己捂着，我的思想就特别开放。我们民间医学为什么不能够发展？要我说民间医生自己也有问题。

比如说，我碰上好多针灸做得特别棒的大夫，他说我不敢教学生啊，教完他就没我的生存余地了，他出去看病，说我是谁的徒弟，但是他挣的钱，跟我无关，我们之间没有产业链的链接，反而人家看病都去找徒弟，就要饿死师傅了，这时候就迫使他不敢教徒弟。

还有的大夫，祖宗传下来一个单方，能治好这个病，他把这个单方拿出来，谁都能拿这单方去看病，就没他什么事儿了，那他就不往外拿。等撒手西去了，这个方子就失传了。

这些都是中医学，中药学传承受限的一个重要原因。

我曾经给国家写过建议书，但我没发出去，到现在还在我电脑里搁着呢。当然这只是我的一个想法。很多中医都说自己棒，怎么证明？如果由我们的国家中医药管理局出面，办一家医院，找一批名老中医坐镇，当裁判长，他们先筛选大夫和方子，余下的，谁说自己有能耐，都可以到医院里来 PK。唱歌能 PK，中医看病怎么就不能 PK？各个省市的名医也好，民间医生也好，你都可以来报名。

我真听说过了，扎五针就能把面瘫扎好的，但我没见过。那他就先 PK 去吧，吹牛的人也不少。说得天花乱坠没有用，咱玩儿实的。这么一 PK，就找出真正的好大夫、好药、好方法来了。

田　原：很多中医人都有这种想法，打擂台，但就是总实现不了。

王兴治：PK 完之后，我后边儿还有个设想，比如说，治面瘫，假如一个老中医用扎几下就能治好。另外一个他不扎，用按摩就能好，还有一个，给病人配药方子也能治好。我把扎针和按摩的穴位，还有中药的方子放一起打包治疗，做成一个组合方法，专治面瘫，这样走向全世界。

田　原：“打包治疗”！你的方法可以治好，别人的方法也可以治好，但是资源整合了，对付一个病种的方法就全面了，结实了。

王兴治：在今天，麦当劳在中国遍地开花，有一天中医的方法、方药，也能一个病种一个病种地打着包，上全世界开连锁店，我就不信外国人不承认中医好。国家还可以建立这么一个组织，采取股份制，比如国家占40%，这三个人每人20%。国家用这钱再投入这个事业，中医就会光大起来。

我参加好多中医民间绝学会议。比如说骨科研讨会，中西医研讨会，那里边专业的也有，民间的也有，都在一起。他们都说你看我这个手法很厉害，捏筋就能治病，什么病，我怎么捏，病人就能好，然后就没了。但他别的病治不了。开会的时候我们就沟通这些。总体来说，我觉得原生态的中医技术亟待拯救和保护。因为，用不了几十年，就会丢得什么都没有了。

田　原：我有时候在想，如果没有了传统中医，我们的孩子全盘西化，不懂寒热属性，天人合一……不说心理、文化，身体的问题就解决不了。

王兴治：说实话，假如我今天做了二十年，还没做成，这个东西我不会再传给我儿子，我不会让他去上中医药大学了。我让儿子去学中医，因为我觉得中医有希望，需要接力棒。中医是我们老祖宗的智慧，但是我们好多中国人，还没有外国人爱惜这个宝贝。过去就有一个外国人在我这儿治疗，他自己没颈椎病，他老婆是中国人，颈椎病特重，经过朋友介绍就在这儿治。他通过他老婆了解这个疗法之后，就在这做了两次。后来只要我这儿有空，他老婆不做，他自己也来做。

他说我今年五十多岁，我三十多岁的时候，一起来就精力旺盛，一睁眼，一走路，混身都有劲儿。不像现在，一起床就困顿。给他做完以后，他说我又回到三十多岁的时候，起来就精力旺盛。他老婆说每天他要记那么两篇儿纸，后来她老婆就告诉我他都记什么，就是每天身体的变化。外国人做事儿真是不一样，太认真了，我在这行做了这么多年，也没碰上这么认真的。他临走的时候，还带走了很多影像资料。

世界非物质文化遗产总干事的夫人，是我们给治好的，女儿也是我这儿给治好的。他们要跟我合作，说能不能去法国做，我说外国是不是不允许做中医的疗法？他跟我急了，他说是你了解法国还是我了解法国？我既然说在法国做，就有在法国做的道理。我说是不是你感觉在这儿做疗效特别好，所以来找我谈合作？他说不对，他说我是怀着崇敬的心情来跟你谈这件事儿的。外国人跟我们表达就不一样，他很真诚。后来看我比较犹豫，这事儿就先搁了一下儿。

田　原：为什么不接受？

王兴治：那时候我们连区级的非物质文化遗产都还不是。我当时想，我们还不够成熟，我这个小苗儿还稚嫩，不能拔苗助长。但是，心里面就是不甘心呢，老祖宗的宝贝，怎么在自己的国家里不能做好？后来决定我还是先踏踏实实做好我该做的事儿。

田　原：我们应该庆幸自己是中国人，还能够享用这些老祖宗们传下来的绝技。

感谢你接受我的采访。

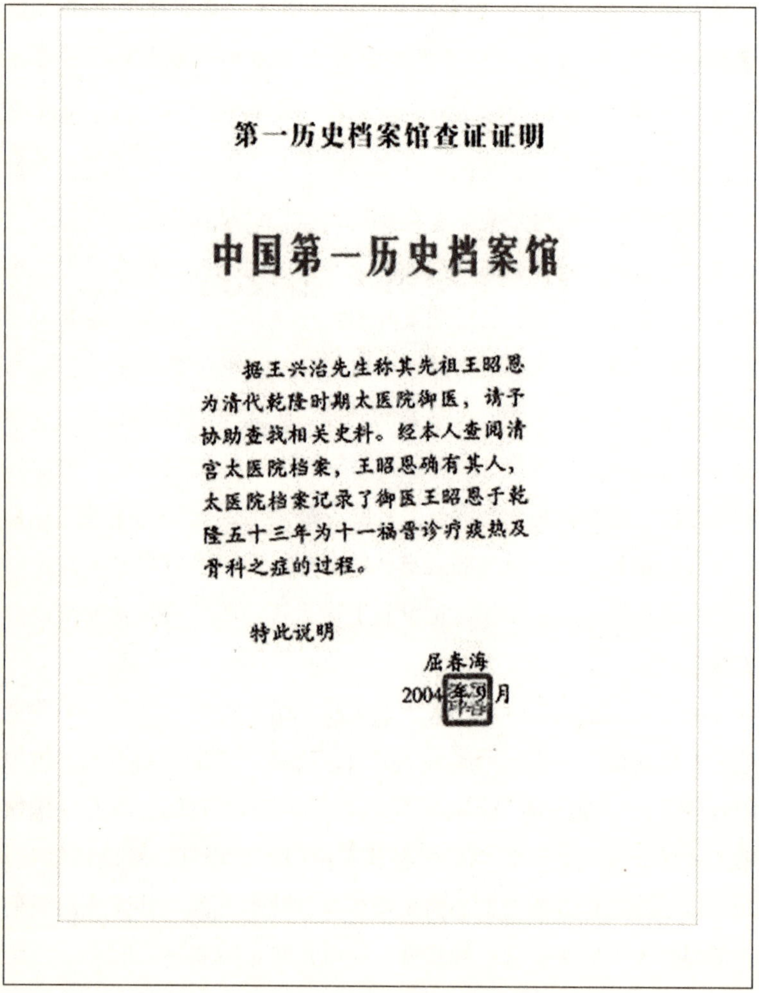

第一历史档案馆查证证明

中国第一历史档案馆

据王兴治先生称其先祖王昭恩为清代乾隆时期太医院御医，请予协助查找相关史料。经本人查阅清宫太医院档案，王昭恩确有其人，太医院档案记录了御医王昭恩于乾隆五十三年为十一福晋诊疗痰热及骨科之症的过程。

特此说明

屈春海

2004年9月

诊室片段
爱上中医的俄罗斯女人

采访间隙，诊疗室来了一个俄国女人，身材高大，丰腴漂亮。

通过她的翻译，我与她进行了简短的对话。因为时间不足，忘记问她的名字，暂且以Белла（贝拉）代替，在拉丁语中，Белла意为美好的。我不需要多说什么，相信有心人会在这个外国女人的身上，看到她的美好和通透。也能看到中医多么需要人们去爱它，去悟它，不分国界和语言，都能领略它的深智和光辉。

田　原：在这里做了几个疗程了？

Белла：做了两个疗程，以前头疼得受不了，耳鸣也很严重。现在这些症状基本都没有了。而且我的脸色比以前好了很多，在做这个之前，我的脸色是很灰暗的。我的左脑干旁边有一个脑瘤，长了几年了，之前头疼，不是因为它而疼，但是现在这个病又犯了。我这次到医院去拍片，做了核磁共振，发现瘤体有了变化。我有一种直感，我认为拔罐能帮助我治疗。这个瘤不是恶性的，我觉得不应该做手术。（她的翻译说她有灵感，但我愿意用直感这样词来形容她空灵的感觉）。一直以来，她们所有治疗的程序和效果，我能从内心里体会得到，甚至于我是能够看到它们是怎样使我的身体发生变化的。

田　原：你今年多大年纪？

Белла：57岁，我也吃中药，包括一些针灸、按摩等中医疗法我都做。我认为中医疗法和西医疗法本质的差别就是，西医没有绝对去根的治疗，更多是痛就治痛，有炎症就治炎症，中医则更能治本。我的很多朋友都到中国来做中医治疗。

田　原：你在北京做什么工作？

Белла：我做一些艺术品的拍卖和展览。

（让人难以相信的是，她的中国翻译说，今天能够信任中医，甚至于喜欢上喝茶，都是受到了她的熏陶和感染。）

翻　译：很多跟中医没有关系的中国人，对中医也几乎不太知道。他也不想去了解，甚至还有人说，嗨，两味草药尽是骗人，不能治什么病。中国有个作家说，东方云彩，西方雨，先是西方人关注到中医了，中国人自己才开始重新关注中医。如果过几年中国人还不关注中医，可能中医这个品牌就让国外给注册了。

田　原：你是怎么知道这儿的拔罐？

Белла：也是通过朋友介绍的。我知道这里是十多代的宫廷疗法。我的直感让我对他们很信任。

翻　译：我觉得所谓偏方，尽管他说不出道理，但他能治病。

田　原：其实老祖宗对偏方是能说得清楚的，只是后来在传承的过程中，术留下了，道却逐渐丢失了。现在只知术，不知“道理”。

翻　译：世上所有的事是信则有，不信则无，在治病当中，不管多么好的药，你就不相信它，它就治不了你的病。所以你说的非常有道理，先知道这个药能治病的道理，然后再去治疗，肯定能起到至少30%的好作用，至少不会让你的身体去排斥。就像两个人交往，你不了解他，就不会去爱他，恰恰是了解以后才相爱，也有人是了解以后才分开，都是一个道理。

Белла：人只有信任你的时候，才会到你这儿来治疗，所以整个治疗过程，我都能体会得到王老师和他的学员，他们将无形的、纯洁的能量原传递给我，帮助我来治疗。人的一点想法和所有的治疗过程不纯洁，治疗也不可能有好的效果。

田　原：你认为这种方法为什么会对你的病起到效果？

Белла：针灸是通过穴位来调节身体的经络，而这个疗法更快一些让血液循环得到改善，给各个堵塞的地方疏通开，把新鲜的养分传递出去。你做过治疗吗？

田　原：我做了三次。

Белла：我感觉你这里的问题还没有完全打开（她指向我的左边的颈侧和胳臂），应该继续做下去。打开之后，对你的眼睛和视力都会有好处。你做治疗的时候要祈求帮助，让这些天使的力量汇集到你身上。会对你起到更大的帮助。来到这里，就要相信这里，不相信的话，不是浪费钱的问题，而是浪费了很多时间。

（一个素未谋面的异国女人，居然猜得如此精准，我的左手臂近些年来就有些胀麻不通的感觉，而且因为长期对着电脑写作，眼睛也经常地干涩、不舒服。）

田　原：谢谢，很高兴认识你。

Белла：谢谢，我也很高兴和你交谈。

话里话外

罐，不只是中国人在拔，但没人比中国人拔得精彩

一如药草不只是中国的产物，拔罐，也不能说只是中国人一个“人”的智慧。

譬如有草的地方，就有药草。但目前世界上还没有任何一门医学如中医一般纷繁而神奇，将草药配伍、变化得如此多端、精彩，并能有效治疗疾病，更不要说，在几千年的历史更迭中，还将这精彩作为完整的体系传承下来。而拔罐的技术，中国，又可以称之为世界之最！

全世界都在拔罐儿

我们从登载于网络的国际中医药杂志的一篇文章中，截取了以下信息：

作为自然疗法的一种，除了古老的中医学，在越南、巴尔干、欧洲大部、现代希腊、塞浦路斯、墨西哥、俄罗斯及波兰民间都以不同的形式存在。据记载，公元前400年，埃及医生已开始用放血和拔罐治疗疾病。在波兰叫banki，在阿拉伯，放血拔罐被称为Hijamat，并以此作为通用名。在伊朗称为baad－kesh，是“用空气拔”的意思。东欧和犹太医学中，放血拔罐的犹太名是bankes。

作为古希腊医学的分支，伊朗传统医学具有悠久的历史。Avicenna是一千年前伊朗的著名医生，直到17世纪，欧洲的医学院校里仍教授他的著作《医学经》，该著作被认为是研究伊朗放血拔罐最可靠的资料。根据伊朗医学文献，Hijamat可清洁皮肤，意指能够消除痤疮等皮肤疾病。

Avicenna在《医学经》中进一步解释了Hijamat的适应症。根据他的理论，阴历月份中旬最适合放血拔罐，尤其是下午2~3点。伊朗拔罐注重Khclt，英语把这个词翻译成体液。即西腊名医希波克拉底所说的血液、黏液、胆汁液、抑

郁液。

这使得伊朗拔罐放血的有几个特点：①在特定时间进行治疗；②根据不同的体质 Akhlat（体液类型）进行治疗；③放血量一般在 60 ~ 75 ml；④每次用细长刀刺破体表，创口相对较多而深（约 15 ~ 20 个）；⑤用主动的吸力放血；⑥适用人群为 2 ~ 60 岁。

从现代医学的角度来说，火从罐中迅速闪过，将其扣到患者皮肤表面，当罐内空气冷却后形成真空，火罐就吸附在皮肤表面，刺激相应穴位。放血可使拔罐的区域血流增加，通过局部刺激，引起内脏反射，这种吸附作用可促使血液和组织液向皮下组织流动而起到活血作用，同时促进代谢产物的排出。而放血拔罐是放血的同时进行拔罐，即拔罐之前用小刀刮或切开小口，利用压差从皮肤中拔出血液。主要通过机械力、针刺和热因子等物理因子作用于机体使气血通畅、散瘀消肿、祛除病邪。具有使用简便，疗效显著，经济安全等优越性，且蕴涵着刺激穴位、引病外出、机械力调节、能量 - 信息调节等科学性，越来越受到国内外学者的关注。

而在伊朗，放血和拔罐是最早的医学疗法。一百五十年前，随着现代科学在医学技术的应用而减少了使用，放血疗法被边缘化了。

中国一千多年前就诞生了拔罐法

追溯中国拔罐法的起源，应是基于砭石疗法。远古时的人，用石头刺激皮肤、身体，达到治病的目的，主要采用点、摩、烫、刮四法，点法发展为今天的针刺疗法，摩法为按摩疗法，烫法属于石疗、罐疗，刮法则等同于今天的刮痧疗法。

拔火罐在古代被称为“角法”。之所以这样称呼，是因为最传统的“罐”，是将动物的角挖空做成的，据说最多会用的就是粗壮的牛角。

这种方法，据考察，在一九七三年马王堆出土汉墓的帛书《五十二病方》中就有记载：“牡痔居窍旁，大者如枣，小者如核者，方以小角角之，如孰（熟）二斗米顷，而张角”。其中“以小角角之”，就是说用小兽角吸拔。

据医史文献方面的专家考证，《五十二病方》是中国现存最古老的医书，大约成书于春秋战国时期，也就是说，古代医家至少在公元前六世纪至公元二世纪，就已经采用拔罐这一治疗方法。

在晋代医学家葛洪著的《肘后备急方》里，也记载着角法的使用，他的书中着重提到：“痈，疽，瘤，石痈，结筋，瘰，皆不可就针角，针角者少，有不及祸者也。”告诫人们角法并不是万能的治病方法，有些病，是不可以用角法的。

小竹罐的“隋唐演义”

据说一千五百年以前，广西一带就有了竹罐疗法，并作为壮医文化的精髓，写入中华中医大典。而对刺络拔罐的改良，却在隋唐时期的医书中，才有更多的记载，当时，也已经出现了用竹罐代替兽角的疗法。竹罐容易取材，价格优廉，更有助于角法的使用和推广，并且竹罐质地轻巧，吸拔力强，也在一定程度上，提高了治疗的效果。

在隋唐医家王焘的《外台秘要》中，就有关于用竹罐吸拔的详细描述：“……取三指大青竹筒，长寸半，一头留节，无节头削令薄似剑，煮此筒子数沸，及热出筒，笼墨点处，按之良久，以刀弹破所角处，又煮筒子重角之，当出黄白赤水，次有脓出，亦有虫出者，数数如此角，令恶物出尽，乃即除，当目明身轻也。”

先在要扣罐的地方点上一个墨点，再用一节青竹，做成罐状，煮上一会儿，趁热扣在墨点处，按上一会儿，拔下后，再用刀弹破刚才扣罐的地方再煮竹罐扣上。把罐拔下来的时候，会发现里面有各种颜色的浊物，瘀血，甚至有些血里带虫。多做几次，将这些恶物都吸出干净，当天就会感觉到眼明身轻。

王焘还绘制了彩色经络穴位图《明堂孔穴图》，第一次将拔罐疗法同经穴联系在一起。

此外，清代赵学敏的《本草纲目拾遗》、吴尚先的《理瀹骈文》以及《医宗金鉴外科心法要诀》里，也都对不同火罐的产地、使用方法和适应症等，做了详细的介绍。

老外们认为

1. 负压作用。国内外学者研究发现：人体在火罐负压吸拔的时候，皮肤表面有大量气泡溢出，从而加强局部组织的气体交换。通过检查，也观察到：负压使局部的毛细血管通透性变化和毛细血管破裂，少量血液进入组织间隙，从而产生瘀血，红细胞受到破坏，血红蛋白释出，出现自家溶血现象。在机体自我调整中产生行气活血、舒筋活络、消肿止痛、祛风除湿等功效，起到一种良性刺激，促其恢复正常功能的作用。

2. 温热作用。拔罐法对局部皮肤有温热刺激作用，以大火罐、水罐、药罐最明显。温热刺激能使血管扩张，促进以局部为主的血液循环，改善充血状态，加强新陈代谢，使体内的废物、毒素加速排出，改变局部组织的营养状态，增强血管壁通透性，增强白细胞和网状细胞的吞噬活力，增强局部耐受性和机体的抵抗力，起到温经散寒、清热解毒等作用，从而达到促使疾病好转的目的。

3. 调节作用。拔罐法的调节作用是建立在负压或温热作用的基础之上的，首先是对神经系统的调节作用，由于自家溶血等给予机体一系列良性刺激，作用于神经系统末梢感受器，经向心传导，达到大脑皮层；加之拔罐法对局部皮肤的温热刺激，通过皮肤感受器和血管感受器的反射途径传到中枢神经系统，从而发生反射性兴奋，借以调节大脑皮层的兴奋与抑制过程，使之趋于平衡，并加强大脑皮层对身体各部分的调节功能，使患部皮肤相应的组织代谢旺盛，吞噬作用增强，促使机体恢复功能，阴阳失衡得以调整，使疾病逐渐痊愈。

其次是调节微循环，提高新陈代谢。微循环的主要功能是进行血液与组织间物质的交换，其功能的调节在生理、病理方面都有重要意义。且还能使淋巴循环加强，淋巴细胞的吞噬能力活跃。此外，由于拔罐后自家溶血现象，随即产生一种类组织胺的物质，随体液周流全身，刺激各个器官，增强其功能活力，这有助于机体功能的恢复。

4. 不同罐法不同作用。在火罐共性的基础上，不同的拔罐法各有其特殊的作用。如走罐具有与按摩疗法、保健刮痧疗法相似的效应，可以改善皮肤的呼吸和营养，有利于汗腺和皮脂腺的分泌，对关节、肌腱可增强弹性和活动性，促进周围血液循环；可增加肌肉的血流量，增强肌肉的工作能力和耐力，防止肌萎缩；并可加深呼吸，增强胃肠蠕动，兴奋支配腹内器官的神经，增进胃肠等脏器的分泌功能；可加速静脉血管中血液回流，降低大循环阻力，减轻心脏负担，调整肌肉与内脏血液流量及贮备的分布情况。缓慢而轻的手法对神经系统具有镇静作用；急速而重的手法对神经系统具有一定的兴奋作用。

循经走罐还能改善各经功能，有利于经络整体功能的调整。再如药罐法，在罐内负压和温热作用下，局部毛孔、汗腺开放，毛细血管扩张，血液循环加快，药物可更多地被直接吸收，根据用药不同，发挥的药效各异。如对于皮肤病，其药罐法的局部治疗作用就更为明显。水罐法以温经散寒为主；刺络拔罐法以逐瘀化滞、解闭通结为主；针罐结合则因选用的针法不同，可产生多种效应。

采访后记

回味传统的馨香

如果可以，我更愿意称“王氏脊椎疗法”为王氏传统拔罐疗法。

拔罐儿，大概在近百年来，都被人们视为难登大雅之堂的雕虫小技。它设备简陋，过于朴素，它常常用明火熏烧，在人们的身体上拔出不雅黑紫印记，看上去太不够卫生。它的疗效比起其他疗法来说，也太不起眼，它似乎只是为老人家的风湿腰腿痛服务的落后技艺。

然而如果你也能够走进王兴治的诊室，亲眼看见他的徒弟们用轻巧秀气的竹罐，从身体里拔出如血似痰的不可思议之物，进而治好被称为世界性医学难题的疾病，相信也会引起许多有心人的思考——我们对绵延了华夏人种几千年的传统医学，究竟还剩下多少的知道？

前段日子，一个28岁，完全接受了现代教育的大男孩儿说：中医之所以不被人认可，就是因为他们总是夸大其辞，好像中医什么病都能治。说实话，我哑口无言，不知道该说些什么。

28年的现代教育，让男孩儿毫无抵触地接受了现代科学和医学的一切。要怎么才能让他理解，中医，本就不只是一门医学，用哲学来解释，也不完全了知。中医存在的现实意义，更多的，是国人在这个浮躁的年代，还能够抓回漂游、孤独的意识与心性，使之重新贴近生活，感知生活，促使其有一天，还会甘愿回归生养万物的这片土地的重要方式。

生命之所以可贵，大概就在于贴近土地和自己的过程。

而王兴治祖传的罐法，让生活和身体，在片刻间安静下来，重新变得真实起来。在那缕神秘药香中，在拔罐时，竹罐如同小泵一样，吸拔着体内糟粕的过程当中，体会着我们的祖先，是如何从生活的周边，从土地之上，去寻找安慰身体，抚平疾痛的物事。

现在，王兴治的诊室，每天都有超过一百人来做治疗，可谓生意兴隆。他的

"王氏脊椎疗法"，也如愿被列为国家级非物质文化保护遗产的行列，可是这些，却仍不能抵消这个清朝御医后人的孤独与辛酸，他孤单地守着这门太过古老的中医技法。

王兴治是音响领域的高级工程师，却没有高等医学学府的背景，他不能将众多中医典籍里的原文运用自如，说得头头是道；他所拥有的，除了家传三百多年，疗效神奇的小竹罐，以及对中西医学知识的刻苦啃读，更为重要的，是对传统医学说不出口的挚爱。正是这份挚爱，让他在人生中最好的年华，放弃了蒸蒸日上的音响工程事业，从父亲手里，接过了在高科技的今天，听上去并无华彩的祖业，拔罐儿。

他爱他的竹罐儿，每每惊叹于这祖传物事的奇特疗效，却又常常感到困惑，为什么这么好的方法进入不了更多人的视野？为什么在今天，它还只能作为保健疗法生存，进入不了主流医学的行列？

其实答案很简单。一位台湾学者说，我们热爱现代科技，但绝不会丢弃自己的过去，就如同我们飞黄腾达，也不会忘记自己的母亲一样，因此今天的台湾大学的教育课程里，70%都还是古典文学。可是现实却是，很多人，热爱科技的同时，也慢慢地丢弃了过去。仰望星空的时候，离开了结实的土地。

转回头去，再看"王氏脊椎疗法"，或者之前采访过的秘方治癌的董有本，专医女人病的山西王氏女科等民间中医人，我们不说他们祖传的方法、秘药有多神奇，因为它们曾经都是人们生活的一部分，今天之所以觉得神奇，觉得难以置信，也是因为人们已经偏离了生活本身。

王兴治对"王氏脊椎疗法"和中国传统医学的发展前景满怀憧憬，他不仅要把这种疗法传给自己的儿子，也正筹划与正规的中医院校合作，培养更多愿意学习这种传统拔罐疗法的人才，更有抱负将更多民间中医们的家传秘方、秘技打包推向世界，形成具有规模的产业链，也让"祖传中医"登上更广阔的世界舞台……

就会在这个专题面市不久以后，你一定会在北京的某一处，发现了一栋3000平米的建筑物，走进去，会闻到那熟悉的药香，会看到王兴治和他的白衣天使们在那里愉快地工作着，他们和这门祖传的技艺将再次走进你的生活，走进你的记忆，走进我们后代的生命时光。

媒体文章选载（1）

王兴治：清华池里“拔”神奇

1. 区里把传统“竹罐”请进了老字号

朋友告诉我，王兴治先生用小竹筒在经络上拔罐子，做脊椎特效保健，效果极好，引起我莫大的兴趣。和王兴治通电话联系，他说：“欢迎您来了解这个传统医疗的技术。可是，别忙着采访，先来体验体验，自己看看效果，再听听身边的患者的反映。然后，咱们再谈。这样，免得我有‘忽悠人’和‘自吹自擂’的嫌疑；您也不会误导读者。”这个说法挺科学，也表现了他的自信。

王兴治看上去四十多岁，中等个儿，胖瘦也居中，戴一副眼镜，说话快人快语，爽朗又实诚。他指着身旁的一位女士说：“这位是宣武区文委申遗办的贺彦春主任，您正好碰上了，就请贺主任和您介绍一下情况吧？”

我过去写有关非物质文化遗产的文章时，和贺主任有过电话联系，她听说我来采访王兴治挺高兴，很认真地说：“这里值得您好好采写。因为我在这里已经目睹了一些患者解除病痛的实例，您来了也可以见到。”贺主任还强调说：“请王老师到清华池，是我们宣武区经调研后专门安排的。由区里出面，请清华池拨出场地，开辟王兴治的‘清宫御医脊椎特效保健’治疗室。区委和区政府都很重视这件事。清华池曹东彬总经理，为更好保护有关的“非遗”项目，让更多百姓受益。特地为王兴治的“清宫特效脊椎复合疗法”申报国家“非遗”项目提供服务场所，搭建了一个好的服务平台，还派专人协助购买各种用品，制作宣传资料。最近，王兴治的祖传疗法已经和清华池脚病治疗一起为顾客服务。”

2. 揣着高级工程师证书走进“修脚屋”

王兴治的祖上，由于家族有御医出身，家里依然保留了宫廷赏赐的物件，比如瓷瓶，摆件等等，还有一个祖上行医时传代用的铜盆。家中医书都是手抄本，经年累月，翻看和老化的宣纸已经泛黄破损，但主要记录文字依然可辨，其中还保留着一本光绪年间同仁堂向京城御医和名医送的中药《名录》。

王兴治说，他亲眼看到不少戴颈托、坐轮椅的人，经父亲“保健”后，奇迹般地恢复了。祖上传下来的治病救人的方法，不仅仅是家族的遗产，也是祖国的文化遗产。尽管他不能突破祖训，公开秘方，但总不能让宝藏在他手里失传。渐渐地，他由给父亲打下手，变为主动学手法，习经络，还根据家传内容的需要，攻读现代医学的相关理论。虽然是在四十岁上才下决心“学艺”，可是他毕竟他是有高级工程师证书的高级知识分子，作为王家新一代的传人，他狠下了一番功夫，钻古书文献，看现代医书，又有父亲手把手地教，自己潜心体会……

3. 祖传清宫“竹罐疗法”探秘

这里的治疗室有两间，男女各一间。男士治疗室有空闲了，王兴治让我去体验一下。进屋一看，清华池的条件是不错，屋子挺大，墙上有镜子，屋里放了一张检查和按摩的床，还有三把专用的靠背转椅。做颈椎或腰椎保健治疗，要脱去上衣，骑在椅子上，额头垫在椅背的头枕上，背向外，接受治疗。王兴治的大徒弟常起，正给人做保健治疗。她戴着一次性的橡胶手术手套，用镊子从电磁炉上的不锈钢大桶里，夹出一块纱布，把患者的颈背擦擦：“这桶里煮就是我师傅家传清宫秘方的 48 味草药包，用纱布蘸了就是消毒。我们做过试验，比酒精还好。”

每个患者背上都拔了二三十个罐子，从背后看去，颈椎、脊椎两侧，很壮观地竖起几排竹罐，像古生物的棘龙似的。十五分钟后，取下拔罐，最神奇的是：有的罐子里有半凝固状态的黑紫色血块。“这是‘浊’，经络上聚集的毒素，拔出来就渐渐地通畅了。拔几次，有的穴位上还出‘痰’，就像人们咳出的痰似的，带着泡沫，可以悬浮在水中。再往后拔罐，出的‘浊’就不那么黑紫了。再拔就不出东西了。”一个针尖大的表皮破损，在负压下出些体液，可以理解，但每个穴位出的不一样，最大的浊有大指甲盖般，就有些令人不解。那个“痰”是何物？淋巴液？组织液？血液析出物？事后我请教过的中医专家说，“痰”是身体里的废弃物。许多古医书都有痰湿、痰热的明确记载，但很少有人见过真正的痰，在王氏脊椎脑疾疗法中的的确确看到了真正的“痰”。

在王兴治的治疗室磕头碰脸遇到的患者，都能提供极有说服力的材料。

媒体文章选载（2）
让祖国的宫廷御医文化走向世界

一位已经治过七八次的女患者，出了治疗室躲着王兴治走，让他叫住了："您别躲着我呀！还没'上刑'呢！"然后请女士坐在椅子上，他左手扶着人家的肩，右手把那人的手臂向后掰，掰得那位女士直叫唤，掰过以后，女士向我们抱歉地说："是有些痛，但一般人都不像我这么邪乎。我从小就怕疼。"王兴治开玩笑说："您呀！要是当年让敌人抓住了，一准不会'打死我也不说'，老虎凳没上来您就都招了。"大伙儿都哈哈笑了。王兴治让她摸摸墙上一米八左右高处的一个应急灯座底部，他们管这动作叫"爬墙"。女士的手臂抬不直，手指尖离灯座还差十来厘米就摸不上去了。她却高兴地说："有进步了。"又转过头来对我们说："半个月前，我的肩周炎闹得我连头发都梳不了。"王兴治认真地说："您要是自己回去好好练，效果比这还要好。别急，再有两三次，您就'毕业'了。"旁边候诊的患者对我说："王大夫人缘好，我们来了几次的，都和他成了朋友，您瞧，说起话来都随便了。"

一位男士，做完了治疗，找到王兴治："您给我来'三把'吧！"王兴治请他在折叠椅上坐好了，双手在他后肩部抓了三下，男士的脸上明显地表现出忍耐的表情，王兴治的额头，顿时就沁出了汗珠。三把抓过，男士表现出过足了瘾的姿态，向我解释道："这'三把'，真地道，跟老北京人喝豆汁儿，听京戏一样，美！这肩和后背能舒服好几天。"王兴治说："对后背极紧张的人，三把就管事，可不能常做，做不好对肌肉有损伤。"

一位光头的中年人，头上拔了竹罐，他说：前几年轻度中风，说话、走道都不利落。听人说这里有办法，来了五次，跟正常人差不多了。王兴治说："中风的人，头皮都泡泡囊囊的，按祖传的经络取穴，拔出浊和痰来，加上药罐的作用，就管用。"大家听了，都去按按那人的头皮，还真是那么回事。

一位姓张的女士在医疗管理部门工作。原就有腰椎病，今年初又突发颈椎病，肩部疼痛，走路不稳，双手发麻，头晕无力，住院治疗。每天戴着颈托，平卧在床，输液、打针、做牵引，连路也走不了。她忧心忡忡，“难道这辈子就要瘫在床上了吗?”经几个医院的专家会诊，都认为她必须做手术。住院期间她先生推着轮椅送她去清华池治脚病，得知这里开设了清宫御医脊椎特效保健，向王兴治认真咨询后，张女士决定试一试。才治了几次，轮椅就不用了，颈托也摘了，经过一段时间的治疗，症状明显减轻。毕竟是医务工作者，说话尊重科学：“要是您的采访稿过一个月见报，我同意披露姓名。目前我只能说，王大夫的保健方法很有效。如果疗程结束后，我的病痛解决了，我愿意现身说法，为祖国传统医学做宣传。”

袁娜也是王兴治的女弟子，这是一个身材娇小挺秀气的姑娘。说话略带一点儿口音，一问，是山东来的，说起话来倒真有山东人的爽快劲儿。她说：“师父的几个女徒弟，常起是辽宁人，李静是山西人，我是潍坊人，原来还都是学医的。”问起她的学历，是中医科的大专毕业生呢！请她介绍一下在这里亲自治过的案例，她说：“跟师父学了四年多了，那么多患者，都治得挺好的，哪儿想得起来呢?”在一旁的常起提醒：“说说那个独臂老人……”“哪个呀?我不记得啊!”常起一比划，袁娜一拍脑门儿：“就是那位啊！有!”于是绘声绘色地说了起来：“那是两年多以前了。治疗室来了一位失去左手的老者，看岁数比五六十岁的人年纪大，可那眼神、步态、动作特利落。根本估计不出年纪来。老人家话不多，特有派。就说治治颈椎，交了费，坐上了台子。我就按颈椎的经络给他拔竹罐。等到起罐时，罐里也有些‘浊’，和一般人的颜色明显不同，色鲜亮。我没加思索，张口就说：‘您颈椎没病’，老人一愣，问：‘你怎么知道?’‘您的经络是通的，拔出来的和不通的人不一样。’老人问：‘你是什么人?’我指着师父说：‘我是师父的小徒弟。’老人站起来，走到师父面前，右手合到残臂上，表示抱拳拱手：‘不愧是御医传人，连小徒弟都这么高。佩服!’转身大步流星地走了，再也没来过。当时，我不懂，没病花钱来治什么啊?有老患者告诉我：这是“练家子”在‘华山论剑’呢!”

在宣武区委和政府有关部门的支持下，王兴治已经启动了申报国家级非物质文化遗产的程序。有这个想法，是他为布什纳基夫人和她女儿做治疗后，坚定了信心。

联合国教科文组织前文化助理总干事、文化遗产世界顶级专家、现任国际文化财产保护与修复研究中心总干事莫尼尔·布什纳基先生的夫人，有严重的腰椎和颈椎病，世界各地医生治疗效果都不明显，面临手术。她的女儿阿美勒小姐，腰椎有病，且有较重的厚皮症，面部僵化。去年底在北京听中国朋友介绍了这个宫廷保健法，特来试试。一次治疗，效果挺好。她们延长了在华时间。几次治疗之后，夫人说："神奇啊！过去我每天早上那么痛苦的腰疼、脖子疼，怎么都'找不到了'？"她的女儿治腰椎的同时，"搂草打兔子"面部的厚皮症也缓解了，脸上开始有表情了。今年年初，她们再次来京旅游，同时安排时间做治疗，夫人说："我是怀着崇敬的心情来体会对中国神奇的传统医学文化的。我愿意和你们一起配合，把中医医术介绍给世界人民。"

也有一些外面来的人，看中了王氏御医保健的商业契机，愿意出大价钱买断技术。前几年，王兴治在苦于资金限制，难于更大规模发展的时候，他就遇见过出价2000万元的要买断的。他想："祖宗留下的知识，过去是为皇家的御医技术，现在应当姓'中'，中国的'中'。把它卖给外国，对不起祖宗，也对不起祖国。这样的事，我不能干。合作开发研究，造福中国和世界人民。我愿意。但不能卖！"他想到几年前，中国文物学会为此做过的论证，并出具了写有"首次挖掘整理了无形资产，查证和整理"字样的文件。想到4年前，中国文物学会以"中国文物学会健康研究服务中心"名义，为会员和全国文博系统工作者举办的为时一年半宣传和体验。再看到目前宣武区对这事的重视，他有信心申遗成功，并准备办班设点，扩大服务范围，逐渐把这神奇的竹罐和技术推向世界，为宫廷御医和民族文化"扬名立万"。

2009年5月15日《北京日报》副刊人物版

（本专题责任编校：谢震铨）

不健康的皮肤=不健康的身体

专访清朝御医第七代传人刘辉

皮肤如土壤，有它自己所需要的生态环境，气候、水土、温度、阳光等等。
一些病了的皮肤，是身体内的自然生态环境被破坏了。

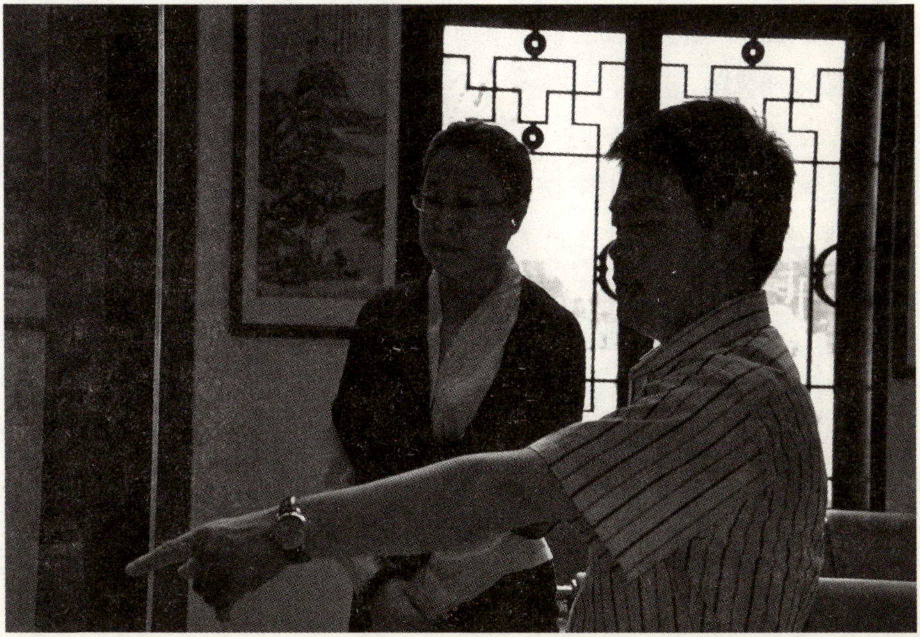

参观同春堂

题叙
“切肤之痛”的背后

1

2009年年初，中央电视台《生活》栏目“切肤之痛”专题报道：

一个北漂女孩为了大山里的病孩子，在北京寻找治疗机会和希望的感人经历。

画面上，一个患皮肤病的男孩全身上下包裹着厚厚的卫生纸，用以阻挡日夜不停的流脓。这是一种罕见的皮肤病——先天性大疱性表皮松解症。

女孩一路找过很多中西医院，却没有什么办法。

病孩子叫黄郑，十几年的皮肤病导致他生长发育畸形，手指、脚趾都黏连着长在一起，大小关节都被紧绷而腐烂的皮肤影响变了形。十三岁的年纪，却只是五六岁的模样。家里日子过得艰难，两个哥哥都因为这个病夭折了。父亲日夜外出打工攒钱，十几年带着他走遍了四川省的大小医院、诊所，吃遍了验方、土方，黄郑还是全身起疱，流脓淌水，皮肤一碰就掉。为了防感染，黄郑每天都要换衣服，就意味着要生生剥掉一层皮，因为皮肤都粘在衣服上，钻心疼痛。家人想了个办法，用卷筒纸把黄郑包起来，脖子、身躯、手臂、腿脚，像包粽子似的裹得严严实实……再穿上衣服，洗澡时用水把纸巾打湿，会减轻孩子的一些痛苦。

——女孩找到刘辉的时候，已经是四处碰壁，刘辉毅然答应让黄郑来北京，免费为他治疗。

四个疗程后，黄郑的病几近痊愈。

2

刘辉祖上世代行医，传到他已经是第七代了。祖上第一代与第三代传人都曾在宫中太医院任御医要职，专攻外科（古称疮疡科，包括现在所指的骨伤科和皮肤科），医史上著名的《医宗金鉴》，就是由刘家第三代传人刘裕铎主持编修的，并深刻影响了后世医家200余年。万历皇帝和乾隆皇帝都曾亲赐匾额，上书“同春堂”三个大字，从此刘家世代以同春堂中医外科为招牌行医，除了传得医术、炮制方法，家中还颇存了些名贵的犀角、象角雕品。危难重病之人，常常需要这些珍稀之物入药，刘辉和父亲，就狠着心把祖传的无价角雕等物件砸碎了来做药材……

刘辉说：如果一个中医皮肤科的大夫妄言“皮肤病不走脉”，那么，千万不要上他那儿去看病了。

他给病人发调查表，询问病人得病的来龙去脉，父母、祖父母的情况，五福之内的亲人都有调查，包括居住环境，附近是否有化工厂，当地是否有过大面积的爆发疾病，平时吃东西有什么喜恶等等。

临床数十万皮肤病案例，刘辉执简驭繁，紧扣着风、湿、热几大关键因素，青春痘、毛囊炎、银屑病、白癜风……大法至简，化裁精妙，取得了很好的疗效，临床治愈率较高。

人物档案
刘辉

刘辉，男，汉族，1970 年 1 月出生，祖籍山东临沂，毕业于山东泰山医学院，副主任医师。北京同春堂（长春同春堂）皮肤病医院院长，吉林省医学会会员、吉林省民盟盟员。祖辈曾任清朝御医。

编著《皮肤病诊断与治疗》、《同春堂皮肤病性病学大观》、《色素性皮肤病诊断与治疗》、《白癜风、银屑病知识解答》、《同春堂皮肤病临床经验集》、《皮肤性病诊疗学》等。

采访现场·对话刘辉

皮肤是内里的一面透镜

康熙五十年三月初一，御医邓详上奏康熙皇帝：十三阿哥因湿毒结于右腿膝盖，起白泡，泡破之后形成疮口，不时发作，流出脓水，筋骨疼痛，恐怕已内发成“鹤膝风症”（现称骨结核）。臣医治多次，皆无显效，特此呈奏。

雍正元年五月，一道秘旨发往十三省衙门，附有十三阿哥允祥病况，征天下名医。最终，招来御医刘裕铎接手医治。

刘裕铎细看十三阿哥病历一日，开“阳和汤”：熟地黄、鹿角胶、姜炭、肉桂、麻黄、白芥子、生甘草。另加黄芪、党参、当归。

服药期间，同时针刺足三里及气海两穴。并用草乌、干姜、赤芍、白芷、南星、肉桂，敷于患处，助一臂之力。

经治，十三阿哥病渐好转，刘裕铎官升六品，另封太医院“院判”。并得雍正亲赐十件瓷器、青铜器。刘御医临病仔细辨证，巧用药方之美名遍传满清，并作为祖训传承数百年。

在记载刘氏家族历史的《同春堂》一书中，收录了上面这个故事。

2010年2月，我们来到北京同春堂皮肤病医院，与刘氏一门的第七代传人刘辉开始了第一次访谈，并在之后一年多的时间里，围绕“皮肤”的话题，又进行了无数次的访谈……

时　　间：2010年2月~3月

地　　点：北京同春堂皮肤病医院

参加人员：田原（中国医药科技出版社主任，著名中医文化传播人）

沈生（策划人，摄影师）

刘辉（明清宫廷御医刘景章、刘裕铎传人）

就诊患者若干

1. 皮肤病问题在脏腑

田　原：一直以来，皮肤病在生活中常见。本以为小包、小痘的问题不足挂齿，一直到走近皮肤病群体，关注医院里、网络上求助的皮肤病病人，才发现皮肤病是一个沉重之极的问题！现实情况是，很多人看过西医，找过中医，但是皮肤病非常不容易治愈……

刘　辉：对于皮肤病来说，西方一直没有放弃研究，投入大量财力和精力，做了很多流行病学研究，但是治疗力量微弱。

在欧美的中国留学生中，一些患有银屑病、白癜风的人和我说，现代医学几乎没有办法了，韩国、日本也不例外。2007 年我随国家卫生部去欧洲义诊，很多人吃了我的方子，都有很好的疗效，治好了不少银屑病、白癜风患者。澳大利亚有关于中药的立法，所以患者能买到中药。

另外像大疱表皮松解症，西医知道是什么病，病名清楚，但是他很无奈，只能开点消炎药、维生素药膏，会让你好受点，告诉你回家注意卫生而已；带状疱疹，现代医学认为是病毒感染，于是就用一些抗病毒药，但是出现了神经痛，有些人会很多年一直疼下去，这样的后遗症，他们不管了，也管不了……

这些病，现代医学都认为属于疑难杂症，是终身不能治愈的。而他们的治疗理念很明晰：增加免疫力；开激素类的药膏；自然疗法；改善精神状态。

田　原：在皮肤病这个领域，你如何给自己定位呢？

刘　辉：我不好定位。以什么来定位？以疗效还是资历？我眼中看到的皮肤病，绝不只是皮肤病。其实对于皮肤病来说，现代医学也有一些卓有成效的方法。但是我祖上的认识更为别具一格。为什么？就在于我们对皮肤的认识和理解，也就是对它发病机理的理解，和现代医学完全是不一样的。不一样在什么地方？完全体现了中医的整体生命观——任何一寸皮肤都是牵一发而动全身的。所谓叶落知秋，窥一斑而知全豹。

从这个角度来说，现代医学研究皮肤病的方向是错误的，它站在物质的角度，而中医遵循生命的规律，治疗的目的在于调整生命系统正常运行，疾病自然就解除了，这是一种唤醒，唤醒人体自愈的功能。

田　原：有一句话说得好：形式决定内容。从这个观点看皮肤的话，就会理念清晰。但是，事实上很多人看皮肤病，是就皮肤来说皮肤，来治皮肤的病。其实皮肤本质跟土壤是一样的，造成土壤或者皮肤有问题的，并不是皮肤本身，而在于一个人的整体气血循环，五脏六腑的功能是否良好……这就相当于土壤施肥过多，肯定要出现板结、“长癞”，或者“盐碱地”等等一系列的问题。

刘 辉：不要说科研人员，只要是有经验的农民，在土地发生这些问题的时候，他们的经验就会告诉他们，大地“伤了”，不单单是外面这一层土壤，而是更深一层的地质结构出了问题。他们不需要专家来提示，就会让这块地“歇一歇”。

土壤本身的团力结构，特别像人的细胞，松软、有活性，阳光、水分通过这种结构，为局部土壤带来良好的循环。

土壤之所以出现了板结和斑驳，就是因为它里边碱性成分过高。我们知道水本身是含有碱性的，而水通过土壤之后，它自己又会找到一个正常的循环系统。不正常的循环是什么样呢？尤其是给土壤的机体用了过量的化肥，这些化肥成分暂时看、局部看，它是积极的，历时一段时间之后，放大范围看，它就走向了反面。

这其实就是中医的整体观。

我们中医看病，会看你的面色，通过整个面部不同部位、不同气血的表达，来发现内里五脏六腑的问题。

但面部皮肤和其他皮肤的惟一区别，就在于面部的所谓自主神经系统比较发达，也就是说集中的神经末梢比较多。因而它对各种情绪的反应也就更为迅速，更为明显一些。

田 原：应该说皮肤和气血的关系最为直接，比如有人动不动就爱脸红，有人内心汹涌澎湃却“面不改色”。而女人似乎都是血液向外循环得比较好，所以“好看”，性格也比男人感性。

刘 辉：对。这又和血液循环的速度有关。还可以反映出一个人的性格。咱们看一些“面似桃花”的人，多数都是血液外循环比较快，这样的人相对来讲反应快，性格也会急一些。所以皮肤不只是肤色那么简单。

田 原：如果把皮肤比作土壤，现代人出现了越来越多的皮肤病，这里我们可以尝试着得出一个结论：造成皮肤病种种症状的原因，绝不在皮肤本身，要考虑它的生态环境。

刘　辉：可以说到现在为止，因为现代生活方式的改变，导致了土壤发生变异，而伴随这个变异的过程，就是人的皮肤变异发病的过程。何为变异呢？一块土壤，要求有它自己所需要的生态环境，气候、水土、温度、阳光等等，它必须有完全来自于天然的这种自然环境，才得以维护和操持。而皮肤也是一样，也就是说我们一些病了的皮肤，是身体内的自然生态环境被破坏了。而这个过程人们只知道皮肤病了，一些皮肤病产生了，但没有注意到它一点点被损坏的过程。

这就决定了，治疗皮肤病、预防皮肤病还是要从自己做起，自己当自己的医生。并不一定要学多么高深的医术，而是要明白这个观念。

田　原：有哲人说，人体最深的地方就是皮肤。人在任何时候是走不出你自己皮肤的。

刘　辉：没错，皮肤是一种很奇异的存在！尽管在生理上，它包裹在人的最外层，但它又是身体最深的地方。

我们可以做一个实验：长久一点闭上眼睛，我们仍然能感觉到空气中的温度，包括出现不安或恐惧的感觉时，皮肤起鸡皮疙瘩，汗毛竖立等等；对任何事物的判断，如果没有经过触摸和皮肤的选择，你的整个价值系统就是不准确的。

可以说，人的价值观念，全是通过皮肤得来的，我摸这个东西的质感是什么样，然后才能得出一个准确的判断。盲人除了依靠听觉和嗅觉，很多时候要用手去触摸物体从而得出判断，这个时候，我们常常以为，手指是他的另一双眼睛，其实皮肤才是他的眼睛。

皮肤并不像我们以为的那样，坚固、紧密。它完全是无数来源于精神和心底的触角组成，是敏感到极致的物质。它既在某种程度上，隔离了肉身与自然界的联系，又成为肉身与自然界之间的感应传达器。因此，皮肤病本身并不是“皮肤的疾病”，它只是比真正生病的那处地方，更早感知并表现出来。

田　原：从这个角度来说，皮肤病的真相自然不在皮肤。

刘　辉：可以这样理解。我祖上治疗皮肤病，首先就会考虑气血是否循环通畅、富足，就是身体自身要有自愈的能力。所以第一步会做到让患者胃口好，睡眠好，只有这样才能增强或者恢复身体的内功——阳动力。

其实我们说天人合一的观念，也是天人四合的观念；人与天合，人与地合，人与人合，人与自身合。这就是传统的四合观念。所以我们治疗皮肤病，首先是调整体，最后才能改善局部。这不仅是秉承了中医的整体生命观，回到局部的皮肤，我们把它也视为生命体，视为整体，视为一个全新系统，这就找到一种内应关系了。它是无意识当中应合了这种内应关系。

皮肤病的发病很有规律，各种皮肤病虽然说表现不同，但整体发病因素，都和压力大有关，和休息不好有关，和情绪不稳定有关。整体来说就是身体内部气血不均衡，这个病肯定就发作了。中医讲：诸痛疮疡，皆属于心。肺主气，心主血。所以当你因为压力、休息不好等情况出现情志变化的时候，你的气血首先就改变，进而引发了皮肤病的爆发。

其实从皮肤的角度，最能体现出中医这种生命循环观。人从五脏六腑到外界循环，天人合一。皮肤不光是中介，它也是传送带，是最重要的一个沟通，最重要的环节。皮肤有问题，就不能形成和大自然这种很好的循环。皮肤问题就会带人走向恶性循环，又是这么重要的一个传导途径。这个途径有问题了，自然是你身体里边儿有问题了，那么是什么造成了身体的问题？要么是外界大的环境气候，要么是你的生活方式导致的。

田　原：如果我们的生活方式、生态环境都在一点点改变着，皮肤自然也会改变。就像地球，西方人看地球更多是从物质的角度。而我们东方文化认为地球不只是个物质体，更是个生命体。所以现在地球受虐待，实在忍受不了，就给你火山喷发一下，再不行就地震一下，歇斯底里一下，那也是正常的。

刘　辉：当然了。由于它太大了，它的机体更复杂，不可能是一对一的，这块挖井，这块儿采石油，我就在这儿地震一下，不是这样，它是一个整体性的、综合性变化和反应。

那么，回到皮肤病这个角度，皮肤“病”了，代表的就是一种生命不健康、不正常的征兆。实际上，更多的时候，大家没有这个自觉的认识，觉得脸上、身上长点痘、长点包，或者干燥了、起皮了什么的，没有什么大不了的。其实这都是我们身体的语言，正所谓落叶知秋，我们要唤醒这种自觉意识。古人说，不以善小而不为。实际上，我们对待身体也应该是这个态度。

2. 对激素的使用，要慎之又慎

田　原：还有激素问题。在所有疾病当中，皮肤病应该说滥用激素现象最普遍的一种疾病。甚至成为很多皮肤病患者惟一的救命稻草。

刘　辉：对于激素的使用，我持中立态度，因为它的合理使用，确实使很多急性病病人得到了救治，而且使许多糖尿病病人，能够延续生命。但是任谁也不能否认激素的副作用，因此国际医学界，一再强调对激素、抗生素药物严格管理，禁止滥用。

有些人把激素当成治疗皮肤病的万能药，不经皮肤病医生的诊断，稍有一些不适（尤其是面部），就自选含有激素的药物外涂，结果却诱发了另人烦恼的并发症。有些感染性皮肤病，外用了这类药物不但无效，还会使局部抵抗力降低，令病情加重，甚至导致药物依赖性皮炎。如果长期外用激素制剂，还会成瘾，其副作用大约有 20 多种：外擦剂容易引起毛囊炎、满脸的粉刺甚至皮肤萎缩、毛细血管扩张、色素沉着、酒糟鼻、紫癜等等；服用激素类药物过度，严重的能够引起股骨头坏死，导致瘫痪等等。

而什么算是滥用呢？对普通人来说，在不清楚自己是什么病、需要用什么方法医治的情况下，就私自到药店购买药膏，和一些标明处方类药品的药物，就可能造成滥用；对医生来说，即使在现代医学中，什么样体质的人，病况到达什么样的程度，是否需要使用激素，使用的量应该是他体重比例的多少，预期会出现何种副作用……都应该是一个合格的医生应该考虑到的。

可是现在激素和抗生素，是现代医学临床上治疗各种疾病的“基础方”，造成不少大夫不用科学的态度来治疗疾病，反而跟普通人一样，看说明书用药。至于药量，就更不会放在心里了。

有时候用上激素了，医生会跟患者说，用量会慢慢地减，最后减到没有。但事实上呢？一个吸毒的人，即使他经历很多痛苦，戒毒了，在碰到吸毒的环境时，仍然有很多人复吸。少量用激素，减掉的可能性还大一些，如果使用过量，减激素就像戒毒一样艰难。

激素有副作用是事实，但是它毕竟是死物，需要人来灵活、恰当运用。

田　原：人们尽管对激素耳熟能详，但问他激素为什么起作用？怎么起作用？也不是谁都能回答得上来。

刘　辉：想知道激素怎么起作用的朋友，我建议他可以试一种现在很流行的功能性饮料，易拉罐装的，功能是补充能量。据我所知，很多高考的孩子，需要通宵熬夜的时候，家长除了给孩子喝咖啡，就是喝这种饮料。这种饮料喝下去之后，人会有一种莫名的兴奋感。特别是平时很少喝咖啡或者此类饮品，外加体质比较敏感的人，简直就跟喝了兴奋剂似的，一个平时很斯文的人，说话声音也大了，还在马路上大声唱歌……

看上去他确实被补充了很多能量，自从喝了这个东西，一下午就没闲着，中午不觉得困，下午也到处溜达。但是第二天早上睡一觉起来，却觉得易常地疲劳，那种疲劳感类似于虚脱。

从这一点就不难看出，补充体力和精神的，不是饮料，而是饮料中的某种物质，一次性调动了大量身体里的能量，在中医来说就是元阳。打个比方，信用卡带来了消费水平的上涨，其实还款的时候，还的还是自己的钱。

这就是激素的作用。

田　原：给孩子滥用激素，后果更严重。

刘　辉：来我这儿的很多小孩子，因为家长不懂，再加上之前碰到了“不懂”的医生，结果孩子用了几年激素，十岁的孩子，骨龄达到十六七岁，根本就没有多少生长余地了。做父母的遗憾终生。这样的病人，我不单要管他的皮肤病，还得帮助孩子重新调整身体，希望能做到一些挽救。

而且在治疗中我们发现，对于皮肤病病人来说，生活条件特别不好、甚至缺医少药的地域，帮助他治疗的时候，反而好得很快；而越是发达的城市，越易出现滥用激素、不正当用药，往往使得病情发生变异，更顽固。

人体有免疫力，你不要轻易去刺激它，你反复动它的时候，就相当于总在给它拉警报，它就老处于警备状态。再有药物进来，身体就有意识地防御。因此西药现在面临很严重的耐药性问题。

奉劝大人们，不管是你自己病了，还是孩子的病，爱自己、爱孩子，对激素的使用一定要慎之又慎！

3. 三朝御医的传奇人生

田　原：我知道你的祖上最早入宫行医是在明朝，到了清朝是第三代传人刘裕铎，他主持编写了名震后世的《医宗金鉴》，是历史上第一部由皇帝下谕旨、亲自御批的医学撰著。你是第七代传人，祖上的故事还记得吗？

刘　辉：我们家里有自己的家谱和故事。虽然记录不太完整，也有很多精彩的故事。刘裕铎很了不起，他是康熙、雍正和乾隆三朝御医。说到《医宗金鉴》这本书，当时刘裕铎是太医院的主事，相当于一个医学院的院长，负责执笔。当时御批他与吴谦共同主持编修。

这部书整整做了三年，也就是从那会儿，皇上御赐给刘裕铎很多字画、瓷器、象牙等宝贝。遗憾的是，大多宝贝在文革期间被毁坏了。包括医书，有很多都是在火堆里扒拉出来的，现在我的书柜里还有些被烧过的书。

其实刘裕铎进宫当御医是违背了祖训的。

我们家第一代御医是明朝的刘景章。他本来只是山东沂州的一个农家孩子，排行老大。但是他四岁就被送进私塾读书，可以说从小就很聪明。在十四岁那年，他进山打柴，意外地救了转阳道长，并且最后成了师徒关系。这位道长医术精奇，为万寿宫道观附近的百姓医好很多病，当时被大家尊为神医。

道长最擅长的就是现在所说的外科诊治，我祖上应该说得到了很多真传。后来因缘际会，因为给济南德王府的三郡主看好了人面疮，成了王爷的女婿。我们同春堂最早叫回春堂，就是德王斥资建起来的。

而且我们现在在临床上效果非常好的护肤霜“御美人”，也源自当时三郡主病愈后，脸上有些晦暗，刘景章专门为她配制的“回春胭脂”，当时也是很出名的一样“产品”。后来，刘景章因为回春堂的声名，被万历皇帝召进宫中当了御医，主要负责当时的疮疡科，看外伤、皮肤病。

同春堂的名字，是我祖上进宫做御医之后，由万历皇帝亲赐的，意为同享春天的艳阳。

当御医那么多年，刘景章对宫廷斗争很厌倦，晚年离开了太医院，一直在民间行医。他过世之后，把同春堂传给了长子刘承宏，并且死前一再交待，坚决不让后辈进宫为医。等到了刘裕铎，已经是同春堂的第三代传人了，他这一辈时，正值雍正在位，也是发生了一些小故事，最后违背祖训进宫做了御医。

田 原：到了爷爷那一代情况怎样呢？看过爷爷行医吗？

刘 辉：看过。我爷爷也是从小学医，那会儿沂蒙山区有不少民间高人，爷爷就是被传说的高人之一。那会儿爷爷也五六十岁了，十里八方的人到处打听，找到爷爷这儿来，有赶着毛驴车来的，也有徒步的，每天都是人来人往，非常热闹。

大家都知道爷爷是御医传人，治外科疾病很厉害。四面八方总有人赶过来治病，有很多人抬着来的、背着来的，我小时候每天就听着家里南腔北调的，新疆、云南、四川、贵州……哪儿人都有。

我们山东都是矮院墙，石头墙，墙上有趴着的人，也有蹲着的人，下边也有人排着队在等，很长时间等看病。因为爷爷看病，还富了一方土地，围绕在我们周围，有的邻居开着小旅店、小餐馆，来瞧病的人就在这附近吃住下来。

那时候家里几十号人，剁药的、捣药的、捻药的……都喊着号子，三百平米的四合院，每天都那么忙碌、热闹。有时候爷爷亲自炼丹或制作一些丸散膏丹。他做事严谨，脾气也急，搞不好就发火。但是病人和他处久了，都知道爷爷虽然性格急躁，交代的事情却很明白，他叫你回去用什么做药引子，或者饭前吃、饭后吃，你必须牢记。有人说我前两天把药引子忘了，他就说你不用来了，不听我的，找我看什么病……其实他说完了还是看病，只不过要强调，让你上心。

田 原：父亲随爷爷看病吗？

刘 辉：看，爷爷有三个儿子，四个女儿，都在小院儿里帮忙看病抓药。父亲排行老二，最后只有他传承了爷爷的医术。父亲那时候家庭条件就差了，他上学不多，是私塾，主要是念四书五经，学百家姓，练毛笔字，所以父亲写的毛笔字非常漂亮。父亲爱书，家里传下来的书都是他冒着生命危险藏起来的，有的书都发霉了。

文革期间，父亲三十多岁。那时候家里穷，看病的人也穷，看完病给点黄豆、黄米就不错了。虽然祖传下来不少好东西，但这些东西不可能变卖，端着金碗还得过穷日子。

然而父亲最愁的不是贫穷，家道、医道要传下去，可是五个女儿，没有儿子。听母亲说，父亲的头发都是那时候愁白的。

田 原：所以你学习中医的时候很小？

刘 辉：八九岁，爷爷和父亲就逼着我背那个《汤头歌》、《药性赋》、《四书五经》、《论语》、《大学》，那会儿真的不懂。

不背书的时候，就跟着爷爷和父亲跑前跑后。爷爷经常会考我：这是什么病？我说这是银屑病、这是白癜风……爷爷就耐心地教我，反复地教，记不住再教。当时觉得挺好玩，和别的孩子出去玩的时候就少，就愿意在家坐着“看病”。

其实父亲并没想把医道传给我，他和爷爷都在观察我们哥俩，最后爷爷决定让我接班，他觉得我悟性好，性情善良，我接班他放心。记得小时候，每次背爷爷和父亲布置的歌诀，背完了，爷爷给我一毛钱，有时还给一块钱，我只花 5 分钱，就会把剩下的钱一分不少交回去，后来爷爷说我永远不会私藏。我现在佩带的玉石等物件，都是爷爷那时候亲自给我的。

4. 逆境中艰苦学医

田　原：你是第七代传人，这个传承也充满了艰辛，我觉得这是一种忠诚。

刘　辉：对。关键问题要把很多书籍、医案保存下来，不然断代后很难再续起来。我们祖上的藏书、医案，包括家谱，这些东西保存得非常好，一点都没有失传。

田　原：我知道你在大学学中医的时候很苦。

刘　辉：我高二时考上了山东泰山医学院，21 岁大学毕业。那会儿家里穷。我特别懂事，学校食堂主要是豆腐、绿豆芽、黄豆芽，或者是菠菜、白菜，基本上都是两毛钱一份，但是一年到头我只能是逢年过节的时候，才在食堂打菜，平时从来没动过那些东西。

在学校能吃上馒头，心里就觉得很奢侈了，因为我从小是吃地瓜干长大的。我一次买四天的馒头，二十个，一天吃五个，早上一个，中午俩，晚上俩。馒头就拳头这么大，一毛钱一个，都放在床头的箱子上。因为没有菜，没有油水，到了晚上就特别饿，看着白生生的馒头直咽口水，就想吃一个，可是心里明白，今天吃了明天就不够了，最后……还是饿着肚子睡着了。

父亲知道我苦，就千方百计地省钱，然后从家里邮寄煎饼给我，邮到学校都发霉了。那我也不舍得扔，太阳下晒完了，用热水泡了吃。我那会儿真是面黄肌瘦的。

田　原：直到现在，你的校友还说：不管多冷的天，刘辉每天晚上都在路灯下看书，第二天一大早又来看书。

刘　辉：五年大学，我就想一件事：父母很苦，姐姐又多，自己付出了那么多才上了大学，这么多书，真怕学不过来，就非常着急，只有抓紧时间，就想把该掌握的全掌握了，一毕业就能独立。我那时就感觉早晚越冷的时候，记忆就越好，记东西特别扎实、清晰。

其实我最早担心的就是父母，那时候父母都六七十岁了，我就想着我什么时候能学完，赚钱让他们过上幸福的日子，特别着急！有句话叫“子欲孝而亲不在”，那遗憾就大了。

田　原：21 岁毕业，能干什么呢？

刘　辉：我毕业前，就决定到北方去开诊所，21 岁，心里感觉自己已经很大了，其实我在十几岁的时候，就觉得自己成年了。毕业了，更觉得要肩负家族重任。听我父亲和爷爷说，同春堂曾经非常辉煌，我当时就想把同春堂的牌子做得更好，一来孝敬老人，二来发扬祖上的医术。那么去医院里当大夫就是不现实的。

父亲很支持我。他和我带了七百多块钱，我们一起来到吉林省敦化，因为东北气候比较潮湿，寒冷，得皮肤病的人多。三百块钱租房子，我仍然记得，在那个房子里，父亲一刻不停，到处找纸箱子给我们搭地铺。

5. 传奇“御美人”

田　原：祖上留下很多治疗皮肤病的方子？

刘　辉：是的，一些常见病和高发病的方子。但是万事开头难，病人来了，一看坐诊的是我，就嫌我年轻，走掉了。有的患者不讲道理，或者找来一帮人，吆五喝六地就来给你喊。门诊刚起步，我又是外地人，那真是各种委屈和辛苦都体会了。现在想起来，也是祸福相倚，正是因为这种压力，我不得不苦练基本功，慎重诊断，真的是如履薄冰。

田　原：刘景章曾经为妻子调制了“回春胭脂”，现如今这胭脂芳踪何处？

刘　辉：就是现在同春堂的“御美人”。

田　原：配方和“回春胭脂”一样？

刘　辉：原方是不动的，主要是调和的药换了，过去用芝麻油，或者是蓖麻油。现在有更好的技术了，就换了更理想的调和用药。

田 原：“御美人”如何美丽女人呢？

刘 辉：“御美人”这个系列药膏有不同类型，护理用的和治疗用的稍有差别。总的来说，病人是最大的受众群。有个病人他在自己身上做实验，想看这药到底管不管用，抹了半张脸，过了一段时间一看，真跟阴阳脸似的。还有一个韩国人，在延边做生意，她得的是面部过敏性皮炎，听说我们的药膏是纯中药的，她就专门使用，到后来整个皮肤都细嫩了很多，以后回韩国就买这个当礼送了。

其实，真正皮肤好的人，它还不一定能有多明显的效果，再好也好不到哪儿去了嘛。反而越是皮肤不好的人，越有明显的效果。像一些长青春痘落了凹陷的，或是色素沉着长了斑的，得过病在皮肤上有所表现的，或者经常化妆，特别是一些演员，毛孔的收张都不正常，他们比别人更适合用御美人药膏。

我自己出差在外的时候，就带着御美人，有时候感觉受点风，吃什么不注意，或者说是紫外线强了，它都有非常好的防晒、修复效果。

田 原：我觉得越是对脸“关注”的人，越是搞得皮肤粗糙。皮肤和五脏六腑的气血息息相关，人的气血在壮年后会逐渐衰少，而护肤品仅仅能够减缓皮肤衰老。

刘 辉：所以御美人的原理不是直接去治病，而是营养皮肤，让皮肤变得健康起来，就像我们喝小米粥养脾胃是一个道理，让它强壮起来。但是这个度要把握，因为任何事物都是过犹不及，用多了护肤品和吃多了营养品是一个道理。

6. 遵古训，不敢减物料

田 原：现在用的方子大多是爷爷、父亲他们传下来的吗？

刘 辉：对，方子的配伍和炮制都是传下来的。

但现在有一个问题，过去在我父亲、我爷爷那个时候，用药量很少，一般的用药，就是甘草、人参和山药等，用十克八克就够了。现在的药量改变很大，有些药物是过去用药量的两倍多，像我用金银花，多的时候就用了40克，龟板用了50多克。

过去野生的药材更多地秉承了天地精华，如今的野生药材越来越少，人工种植的药材越来越多，有些药材自然长成需要五年，但人工种植追求速成，施些化肥，两三年就长成了。

因此我们在选择药材的时候也非常谨慎，炮制方面也谨遵古法，有些疑难杂症需要用很昂贵的药材，像犀牛角、象牙，不得已的时候家里的角雕也得碎了入药。

田　原：药材都来自哪里？

刘　辉：多数都在沂蒙山，有固定的药农给我们采药，药材的选择不能含糊。除了药材筛选和炮制，我们特别强调服药的疗程，你看来的湿疹、皮炎、荨麻疹病人，有的看着挺严重的，在我这儿治，有可能一个疗程就好了，临床症状就消失了。

有的人一看好了，那就没事了，觉得不用再吃药了，就私自停药，这是个误区！我们会告诉患者，你这个病可能吃一个疗程就很好了，但一定要巩固，一般要三到五个疗程，长的还有半年多的，病好没好不能光看表面，什么叫"野火烧不尽，春风吹又生"？根还在内里！就像救火，大火扑灭了，一看没有明火了，但是你一定还要再继续浇点水，防止火苗死灰复燃！

除了疗程要达到一个持续治疗作用以外，我们会特别嘱咐病人各方面的忌口，注意事项，这是我们刘氏皮科治疗方案里很周密的一个体系。我们给每个患者一本皮肤病的书，以便大家了解自己的疾病和治疗要求，方便配合。治病是一个综合作用的结果，需要医生和病人的共同努力。

田　原：这样病人更加自觉自主。

刘　辉：对，病好得也快。

田　原：祖上传下来的医术你有所创新吗？

刘　辉：在用药的剂型上改变很大。过去用的是草药，非常麻烦，要煎药来喝，很多人掌握不了煎药的火候，不是不到位就是煎糊了。而且现在生活节奏快，很多人家里也没有这种设备，来不及弄。有时间、有空闲的老人，和子女住在楼房里，一煎中药，一幢楼满是药味，别人也有意见，闹得都没有心情喝药了。

在这种情况下，我们2004年引进了中药颗粒，单味药煎煮以后浓缩出来，跟汤药其实是一个效果。过去来看病真是拿编织袋来背药的，现在拿个小口袋就行了。

现在对于传统汤药和颗粒剂优劣的争论不少，我个人觉得中药现代化是需要尝试的，传统的东西它也有很多弊端，像小孩儿就喝不了汤药。2000年，我去了我国香港、台湾，还去了澳大利亚，他们都已经有了提取的颗粒剂，方便又卫生。

田　原：中药的有效成分能提取干净吗？

刘　辉：主要看提取工艺。我们熬药不也是喝药汤嘛，提取的原理就是把药汤继续再浓缩，把水分去掉，剩下药的有效成分。我们国家现在有六大药厂在做这个工作，提取出一味一味的药。人们对中药颗粒的置疑是什么？几味中药在一起熬的时候，会起一些反应，生成一些化学反应产物，这样的疗效才好。但是在我几万例患者的颗粒剂使用情况来看，药效仍然很好。

田　原：现在有关部门对中药制剂、中成药的审批用的是西药的标准，要有一期、二期、三期临床随机对照实验报告。

刘　辉：其实一项项地做下来不是难事，难在中医治的是证，不是病，在证型、治疗、疗效上要量化了才能做实验。可是我们的治疗是全方面的，而且临床上每个病人都不能当试验品，这药品申报的标书就没法写，没法设计研究路线！现在是按西医的制药标准来定中药的药品监督管理法，再这样下去，中药就给弄没了！绝对影响了中医的发展！

看着中医学在经历这些苦难，真是很难过。有时候我就安慰自己，看长远一点，看开一点。有这么一个故事，一座山上开采出来两块石料，运下来，有一块经过加工，雕琢成一尊佛，高高地摆在山上；另一块就作了简单的加工，铺作台阶，每天有很多善男信女，要踩台阶到上面跪拜大佛。久而久之，做台阶的石头不干了，就发牢骚，说为什么都是同胎，你天天受人尊崇，又磕头又烧香的，我就这么默默无闻的？每天还要踩着我，上去给你磕头！那块雕成佛像的石头说，我在成为一尊佛像前，经历了千刀万剐，而你仅仅是经历了几刀，成为一个台阶。

中医的路，我们现在走的路，像西天取经一样，必须要经过磨难。可能你提出一个新的事物，要经受白眼、打击，方方面面的人提方方面面的意见，什么情况都有。

田　原：你年轻，但心态很平和。

刘　辉：换位思考很重要，我们做医生的，目的就是为了治好很多的病，同时让自己的医术弘扬出去，社会效益跟经济效益总归是相辅相成的。药品监管人员作为审核把关的，必须得按药品管理法来管理，我们站成对立面也没有意义。

关键是沟通，让他们知道医生有医生的立场，有医生的视角，应该相互理解。

田　原：医生在一线，天天和患者打交道，清楚病人和疾病最需要的是什么。

刘　辉：对，我是这样觉得，医生的自律远远比法律更重要。管理层也应该重视好医生的建议。

7. 为病人，不惜毁古董

田　原：你刚才说有的病要用犀牛角和象牙，得碎了家里的祖传角雕。

刘　辉：对，犀牛角、羚羊角是很贵重的药，一般来说病情没有生命危险时，别的药也可以取代，危重时候，这些药的效果立竿见影。有时候一个不明高热持久不退，中医大夫就出一个方子，犀牛角粉，有非常好的解热镇静作用，主要是去心火。过去的犀角地黄丸、牛黄清心丸、只要对证了，疗效非常好。现在这些方药还有没有那个原料了，也就不好说了。

我们家收藏的象牙都是明清时期的工艺品，每一根都雕刻得非常精美。还有犀牛角酒杯，上头雕刻着古代人物、龙凤图案，不说价值连城，但现在肯定很难买到。

以中药的市场价格来说，作为药品，犀牛角是按五百多块钱一克来算；但要雕刻成工艺品，无法估价啊。祖上一代代传下来，我们要把它毁了来做药品，肯定心疼啊。过去有人拿几十万、几百万块钱，来买我们家的田黄石、犀牛角，我们从来没有心动过，当时最贵达到两万块钱一克，我们同春堂的印章三百七十多克，价值好几百万，非常名贵。但是话说回来，它这个东西，要是用来救命才是真正的无价。

田　原：你给黄郑治病就跟父亲去讨这些稀罕物了。

刘　辉：是的。我想想……他是2008年9月27号来的，11月15号走的，在这儿待了一个多月。他第一次到我们诊室，整个诊室的患者马上都出去了，因为他化脓感染了，味儿特别大。他爸爸眼泪在眼圈里转，说太困难了，13年了，跑了很多地方，变卖了很多家产，积蓄都带来了，说你看看，一个月一千块钱够不够治疗这个病？我说你就别跟我探讨这个钱了，一个月可能五千、六千也不够，我说我就先给孩子治病再说吧，用我们最好的药。治疗到什么程度，或者有可能治得好，那你也别太高兴，治疗缓慢，或者效果不太理想，你也别着急上火。

治疗效果确实让人很欣慰，七、八天的时候黄郑的痒就轻多了，出水少多了。他爸很高兴，就说这么多年从来没这样过。他说四川省的大小医院他全跑遍了，华西医科大学还有四川省医院的几个专家，在一起会诊，才给确诊说这个病是先天性大疱性表皮松解症，但目前根本就没有有效的治疗药物，只能是开点消炎药，一些抗生素，一些维生素。

田　原：黄郑的爸爸就是不相信无药可治，所以这些年始终没有放弃，他是对的。现在还在持续治疗吗？

刘　辉：对，我们就是免费邮寄药物，一直要给他治疗得整个皮肤很好了才行。因为得病时间太长，他的关节都已经变形了，我们同春堂是治不了那个病的，需要到骨科去做矫形手术。

田　原：黄郑的皮肤现在恢复到什么程度了？

刘　辉：他原来是疼痒，流脓，天天得缠卫生纸。现在身体面积的80%以上不用缠纸了，也不用换药了。他现在正值青春期，食欲呀，生长发育的情况都好多了。

田　原：在医院里，常见的皮肤病有七、八十种，听说你只要看一眼，摸一下就知道是什么病……

刘　辉：就是因为见得多。我在临床工作了16年，诊断常见病、高发病肯定不在话下，有难度的是疑难病。像表皮松解症这种罕见的病，有些大医院里面的专科医生也很少碰到。我呢，也是因为见得多，诊断就很容易。

也是铁杵磨成针，开始的时候，我下诊断非常小心慎重，来一个银屑病病人，都考虑很多，根据临床，还要根据书上的理论，皮疹要抠下来看有没有红膜，红膜下面有没有点状出血，这些条件都具备了，才能最后确诊。所以我只要下了这个诊断，就100%肯定，绝对不可以跟别的皮肤病搞混，有可能是这病，有可能是那病，绝对不可以。

爷爷和父亲那个时候，看得最多的还是银屑病。银屑病的后期很容易诊断，刚得的时候不容易诊断，但刚得的时候容易治疗。所以诊断的时机，尤其是早期诊断尤其重要。

比如带状疱疹的早期，如果病人刚开始感觉疼，一看部位，我就知道是带状疱疹。因为它有特定的疱发位置，或者有诱因，或者是对应的四时气候，那段时间正好是高发期。

还有天疱疮，我诊断天疱疮也简单，就是靠经验，中医诊病还是需要经验。其实对于现代医学来说，天疱疮不容易诊断，要做很多病理，很多检查才能确诊。为什么病人一坐在我面前我就知道？他头发是一撮一撮的，而且他这个面容、形态，面色、气色都能看得很明显。而且天疱疮病人凡是用西药治疗过的，大多都会吃激素，有很明显的激素面容。

8. 办医院，潜心医顽症

田　原：你办医院遇到最大的困难是什么？

刘　辉：医托太多，坑了很多病人。别小看这些医托，他们有组织、有计划，行动很诡秘。现在各种疑难杂症的医托都有，皮肤病的尤其多，因为皮肤病大多数长在脸上、手上，很明显，医托容易发现目标。

有些远道来的病人，在火车站停留一会儿，就有医托过来搭讪，拿着医院的片子，说我赶着去某某医院治病，不能跟你多说了，你这个病我家里有人得过，在这个医院治得挺好。病人去了公交车站，又来一两个人，一碰头就说，你什么病在某某医院治得挺好，或者听说谁在那儿治得挺好。一路上都布满了托儿，病人一开始还不相信，走一路都这么听说，心里也动摇了，比方说本来是要找同春堂看病的，就被托到别的地方去了。

这些情况都是病人来了跟我们说的。河南有两姐弟来看病，下了车就打我们医院电话，电话占线，这时一个人急匆匆走过来跟他们搭讪，说有个朋友的爸爸得肿瘤了，要上肿瘤医院去，又说你这个病，该上某某医院。河南那姐弟就问，你没看到电视上报道一个小孩，挺严重的，在同春堂治好了？

那个医托紧接着说，哎呦，可你没看到后来出的报纸，揭穿了，说根本就没治好，那小孩病得越来越严重了。一下子就骗过去了。河南那两姐弟就顺着他指路的方向，扭头往另一个医院走去，路上又遇到另个人，又“托”一把。到医院还有一个抱小孩的托，说前两天谁家的孩子也是这个病，某某医生给瞧好了。一路上有三把“托”，这些托儿随时电话接头，控制你的走向，环环相扣，一般人是逃脱不掉的。

河南这两姐弟被骗到那医院，啥病都没诊断明白，就给开了一大袋子的药，一共是五千三百多块钱。那两孩子老实，就说不行，我们就带了五千块钱。医院说那就便宜点，打个折，收五千。两孩子说五千块钱都买药了，我们怎么回家啊？那边又说再给你们减三百块路费，结果收了四千六百元。

两姐弟一路走，越想越不对劲，这个药怎么会一个劲儿打折呀？想想还得找原来要去的地方看看。回头背着一大袋子药来了，这男孩来到同春堂扑通一声就跪下了，说你救救我们吧。

我说你稀里糊涂地来看病，拿定主意了还在半道上……他说我想着北京这么大城市，首都啊，还能有骗人的？再说那医院挂大牌，医生都穿个大褂，哪儿知道会骗人呀？这两姐弟都是先天性大疱湿疹病，我说我们天天光看病都够忙的，现在还得操这心。没办法，也不能不管，我说你先找地方住一夜，又交代厨房给他们弄点吃的。第二天，两孩子拿药去退，医院心虚啊，但也只给退了二千六百块钱，他们又回来到我们这儿看病。

田　原：看来医托真的不仅仅是一个概念了。真要提醒大家，到北京看病也不能掉以轻心！

刘　辉：有些民营医院效益不太好，甚至光租赁一个科室，就派很多医托出去拉人。据说只要是医托托过来的病人，药费起码收四千块钱，医托提成一千块。要说你带有一万块钱，那他起码掏个九千九。

风湿、心脏病、肝病、肾病……都有托儿，本来得病就够折磨人的了，还要上当受骗，身心疲惫。

9. 贫苦病人，诊费减半

田　原：同春堂目前还有一些照顾贫困病人的优惠政策？

刘　辉：有。减免50%的药费。

前段时间有个四川来的病人，是河北人，还是个学生，他从小就得了先天性红皮病，鱼鳞病，特别严重。河北有个报纸还专门给他做过一个采访，就说这个孩子多艰苦，从小自强不息，一直念书，考大学，现在硕士研究生都毕业了。

他第一次来这儿，你一看他就像个老头似的，最起码得有五十多岁，其实他才27岁，很严重。他也是全国各地都治过，病历厚厚一打，带着来找我给他治，我指导另外一个医生给他看的，医生把处方开完我直接拿过来给签了，盖了章，也没跟那学生说什么钱的事，因为一看他就知道肯定很困难，都不用患者来跟你说了。

田　原：减免50%的药费？

刘　辉：对。这个减免后的费用连成本也不到，可是该做的还是要做。

皮肤病的病人因为病情在表面上，伤心、自卑、绝望的特别多，久治不愈，一点信心都没有了，光抱着一线希望奔你而来，你一声问候、一个微笑都能给他无尽的信心！这是我首先开出的第一剂药！

作为医生，说心里话，医生跟病人的思想是一致的，都是要把病治好。不管这个病人花钱多少，都别让病人花冤枉钱。

我是这么做的，我们的医生也会受到感染，一看到特别困难的患者，就会主动来找我，或找我们的总经理，就说这个病人也是这么困难，是不是能照顾？这个都不用犹豫，我们也提倡医生这么做，感觉到非常困难的，咱们赚不赚钱是小事，照样给照顾。

我爷爷那时候，在对联上写过：但愿世间人无病，哪怕架上药生尘。他这个意思就是，想让所有的病都好了，那即使我改行不做这个了，也行。不是说他有多么崇高的思想，他就是把看好一个病人当成他的一份快乐，他愿意去追求这份快乐，而且这份快乐也不能拿金钱来衡量。曾经有一个病人和一个小男孩问我说，叔叔你天天看这可怕的照片，还对我们这些病人这么热情……我说，因为你不是医生，所以体会不到医生的心情。

有时候，治愈的病人拿来特产，有的人从新疆带来哈密瓜，有的人带来内蒙古的羊肉，海南的椰子，这些东西不一定都值钱，却代表了一份心意。

总的来说，我有一个很明确的观点，一个企业做事情，总有赔钱的环节和赚钱的环节，都不可缺少。古代的医生是怎么做的？有钱人来看病，你能多给点的，我诊金就多收点，穷人的话，那就是舍药了，不收钱。医生除了治病，他还是一个社会正义的代言人、执行者！这也是医生可以作为的，这个作为在大医院里无法实现，但在民营医院、私人诊所还是可以实现的。这也是医生的医德惠及民众的一个体现。

田　原：民营医院，要承担社会责任，的确需要爱心。

刘　辉：要有这个意识和行为，经济效益跟社会效益其实是相辅相成的，用中医的话说是“阴阳互根”的，没有钱你真的很难把事业发展起来，但你光想着挣钱一定干不好事业。我们的事业，同春堂整个企业的核心理念，就是八个字：大医精诚，仁德博爱。

“精”那就是你作为一个医生，你的医术一定要精益求精，追求尽善尽美，“诚”就要有一个诚信度，方方面面的诚信。“仁德博爱”是医生的天职，我说我们“有钱要治病，没钱也要治病”，就是这么一个出发点。有时候跟我们的医生一起上课，不管多大年龄的医生也在受这种感染，因为咱们的出发点，也是同春堂的立堂资本，不管病人是贫穷还是富有，必须救治！这个出发点不管社会怎么变化，或者说医患之间的关系怎么变化，它是永远都不会改变的，就像中华文明，传承了五千年，还会传下去。

田　原：想过同春堂的未来吗？

刘　辉：我们祖上最早在山东济南开的叫“回春堂”，后来万历皇帝给起的名叫“同春堂”，旧址在牛街。

长远来说，我想把同春堂的传统味道找回来，重现一个明清时代的同春堂。包括我们历代的人物、故事，中药用的器具，中药材标本……相当于一个中医博物馆。我希望能把中国的文化，中医药的文化传播开来，感染更多人，鼓舞更多人来领略东方文明和祖宗的智慧。

如果我这代人不能实现这个愿望，但我要做好该做的事情，下一代就有了基础和参照，可以继续发扬，这个方向是必须坚持的。现在大家对中医药的认识，除了极少数的人能认识清楚，多数人不了解，也不懂得去珍惜，这是很可怕的。西方文化进来以后，国人迷失掉很多本真的性情，生活都走上快车道了，生命飞奔，飞奔向终点。

田　原：愿东方文明，中医文化，帮助世人领悟自然的智慧、生命的智慧。

自述
临床心得

1. 不健康的皮肤＝不健康的身体

皮肤不健康的人，身体一定不会健康，即使在体检的时候各项指标都达标。

有很多病人，来找我看脸上长斑和长“青春痘”，更严重一些的病人，皮肤长疣、起皮、开裂……和他多聊几句，往往会发现，出现皮肤病的人，平时也会有便秘、失眠、抑郁、口渴、口臭的情况。男性可能会伴有阳痿；女性伴有痛经、炎症等等。再往深了说，从体质的角度来看，这些病人的体质，也可能成为将来诱发其他更严重疾病的土壤。

《易经》里有卦象的说法，普通人一听到这个词，很快会联想到算卦、算命。其实卦象两个字，着重在一个“象”字上，这个象，不妨理解为显象。在我们的身体这个一两百斤的物质体上，有很多大大小小的“显象”，能够反映出潜藏于身体深处的各种问题，痰多的人，脾虚多湿热，最需要预防肿瘤的结成；总感冒的人，肯定正气不足，容易出现内脏下垂等疾病……

皮肤对于人来说，是最能够洞悉身体细微变化的“显象”之一。

拿最常见的来说，长斑的人，体内血液必然有瘀堵的地方，这样的女性往往伴有痛经，或月经延后、量少；而长痘子的成年人，体内湿热过重，并且皮肤腠理开合得不好，人就容易觉得困重，身体发沉，男性容易阴囊潮湿，女性易发炎症；像肝癌这种病，表现在脸上的，就是所谓的面黄肌瘦，并且全身都呈现出一种暗淡的土黄色……

如果说，用卦象能够推演出大的运势，那么从皮肤的变化中，就能探察到人总体的体质变化，健康情况，甚至预知重大疾病。

简单来说，你的皮肤问题，让我看到了现象，然后，我会通过对你的生活、饮食习惯、性格特征、居住环境等因素全盘了解，从中搜索这个现象的本质在哪里，病的根源在哪里，也就是说真相是什么。

这个病表面上虽然是受风、受寒引起的，比如说看着是一种风疹的现象，其实病在血中，就是普通人理解的血中“毒素”；而根在五脏六腑，首先是脏腑的功能运作不好，才会出现之后的种种问题。而在治疗中有的人肺胃湿热，有的人肝火旺盛……又有不同，因此中医没有绝对的一方医百病。

那么给白癜风开一些遮盖霜，看上去跟正常肤色一样；给溃烂、流脓的皮肤补充蛋白质和维生素等方法，就好比当土壤板结了、变色了，出现异常物了，只是再垫一层新土，或者想用大量的水去把泥土冲散一样，解决不了根本问题。

皮肤病就是一把生了锈的钥匙，你看见它斑驳了，才会想起用它去打开身体的门，看看里面在发生什么变化。

2. 皮肤病背后隐藏的重大疾病

人身体上的溃破、脓肿，很像原始森林中的沼泽地。沼泽地并不是一天两天形成的，一定是在特有的潮湿、多雨、闷热环境下，地面常年积水，土壤水分接近饱和，一些适应这种条件的沼生植物就长出来了。

而糖尿病病人的皮肤溃破不爱愈合，或者反复长癣或疖肿，就是因为皮肤这块土壤的“水分”接近了饱和，也就是血液中糖分过高。它的出现有两个象征；1. 血液循环得不好，所在才会“积水”，这样的人往往也不是很爱出汗；2. 阳气不足，因此才没有足够的能量，化解“水湿”之气。而且这两种现象，不是短时期出现的，必然已经经过了很多年的“积攒”。

因此，当皮肤刚刚开始长痘、长斑，出现破损的时候，一定要赶紧将身体从湿热中解救出来。尤其出现不明原因的破损，不管年龄多大，先查血糖，警惕糖尿病的发生。

在皮肤病的临床治疗当中，皮肤病往往伴随着其他病种共同发生，或前后脚地发生。比方说白癜风病人，通常也会发现糖尿病、恶性贫血、自身免疫病甲状腺病、原发性肾上腺皮质功能不全等病。

还有一些皮肤上的迹象，能够帮助我们更早的发现一些重大疾病。比如高血脂的人，眼睑内眼角往往呈黄色，学名叫“睑黄疣”；黄疸，则多是肝胆系统疾病的表现；尿毒症患者的皮肤多发黑、发干，并伴瘙痒；系统性红斑狼疮患者往往在脸上出现典型的蝴蝶斑……

肿瘤的发生一般较为隐匿，但也会在皮肤上发现蛛丝马迹。比如肤色发黑，手背像丝绒般增厚，可能是恶性黑棘皮病，有可能出现恶性肿瘤，特别是胃肠道恶性肿瘤；老年人，短时间内出现很多老年斑，也应该检查，是否有内脏肿瘤的问题；有些人的眼睛、嘴、生殖器等部位溃烂，身上出疱，往往也是提示体内可能存在肿瘤，现代医学称为“副肿瘤性天疱疮”。

另外，一些血液病，也会在皮肤上表现出浸润性红斑、紫癜等。

当皮肤出现了这些迹象，不要觉得是因为休息不好，或营养不够，然后就盲目进补，这样是最容易加快病程进度的。

有一个患特异性白斑的女孩，聊她平时的生活习惯，说自己胃肠一直不太好，吃东西比较挑剔，尤其蔬菜、水果摄入的少。她就是一个肤色偏黄，而且20岁刚出头，皮肤就很没有光泽的女孩儿。很多人说女孩子维生素足够，肤色才会好看。她就逐渐养成了大量吃维生素的习惯，用以补充蔬菜、水果的缺失。后来就得了这个皮肤病。

因此，“补”也要辨证，补什么都要因人而异，补不好，就是毒。

那么，发现自己皮肤不好怎么办呢？反而应该放弃饮食上一些高热量的东西，保证睡眠的充足，多运动，最好在室内，出汗的时候不能受风。除此之外，皮肤经常会出现轻微破损的人，在脾胃情况好的前提下，可以适当吃一些当季、当地的西瓜，能够将胃热降下来，平时注意多喝热水，特别是夏天，忌吹空调，帮助皮肤排湿、“排毒”。这些方法还能有效预防糖尿病发生。

总之，当皮肤病出现，不管是轻微的，或是严重的，都要警惕起来，在第一时间调整体质，预防发生大病。

3. 生活环境改变，皮肤跟着发生变化

现代人的皮肤，100%有问题！每一个人都曾经出现、正在出现、将要出现各种皮肤问题。这就涉及到，我们把皮肤放在一个什么样的位置上来看？皮肤到底是什么？用一句哲学术语来说，皮肤的“本体”在哪儿？并不在于皮肤本身，而

在于它承载了身体的全部信息。以至于人体内部，发生了多少细微的变化，都要在皮肤上显现出来。换言之，影响皮肤改变，生成疾病的因素成千上万。

除非患有先天疾病，每个人在婴儿的时期，不管肤色是偏白还是偏黑，肤质都像花朵一样，凝滑、细致，有丝绸感，但是随着年龄增长，变化和差距出现了——一些人到了中年或者老年，皮肤依旧光洁、细腻；而一些人原有的好皮肤则变得越来越差，长斑、毛孔粗大、干燥粗糙；还有人出现了更为严重的皮肤问题，达到了现代医学“病”的定义，得了牛皮癣、白癜风、荨麻疹……

皮肤病了，都好像是生了病的花朵，当花瓣开始出现斑点，甚至萎黄、脱落，爱好养花的人，会从花的根系上找原因：也许长了蚜虫，所以出现了虫斑；也许是水分太过，把根儿给淹死了；也可能阳光不充足，花儿根部吸收的营养不够，导致花瓣过早凋谢。

这跟看待皮肤病的道理是一样的，当婴儿般的皮肤，逐渐出现各种问题，必然跟他的饮食结构、生活习惯甚至地域因素密切相关。因为这些因素首先改变了一个人的体质，之后才出现了这样那样的疾病，也许是糖尿病，也许是癌症，也许就是皮肤病。

而因为地域变了，皮肤出现长痘、瘙痒等情况了，跟花的“移植”道理是相似的。把一株南方的植物，直接带回北方来种，再精心的照料，这花儿也难活，除非用一种科学技术，仿造花的生长环境。

在人来说也是一样，别说地域改变，即使是生活环境改变了，皮肤也要出现变化。比方说让一个北方人去住地下室，他很快就受不了，脸上会长出那种不冒头的“闷包”；但是从小生长在南方潮湿环境中的人，却很适应地下室，也不会觉得潮湿、憋闷。

4. 皮肤病因——大环境造成多数人的湿邪过重

世界万物都存在一个很微妙的平衡点，过犹不及。现在很多的皮肤病表现为“内湿”过重，其实根本也在于现代人的生活，处于一种失衡的状态，因此才会让身体里的“湿”过重。湿邪过重，身体自然要将这些多余的东西清出体外。

如果说，身体是一座大房子，那么皮肤上的毛孔、汗腺等等，就是这座大房子得以更换新鲜空气的窗户。它每天都要不断地，将体内多余的物质代谢出体外，让身体处于清爽的状态。可是，再宽阔的马路，车多了也会拥堵，更何况微细的毛孔。湿邪散不出去，聚集、流窜于皮肤、腠理之间，如果再有一阵凉风吹来，皮肤遇冷，将毛孔关闭，湿邪就更没有了发散的途径。

中医有串词儿，叫“春生、夏长、秋收、冬藏”。春夏季，所有的生命藏了一冬，都开始伸胳膊伸腿儿的，生发出来。而夏天，阳气浮在表面，使得天气火热，我们的体表通道开得最大，夏天大量出汗，是“排毒”的最好机会和方法。其实，也是排解郁积了一冬的湿气。因此越是四川、武汉这些炎热的地方，姑娘们的皮肤就越是通透、白皙，那不是保养有方，而是老天爷的恩赐。

但是高科技的发明，让人们厌恶出汗，觉得有汗臭味儿，不美观，黏乎乎的，贴着身体也难受。所以大多数人，都愿意待在有空调的地方。写字楼里有空调；出了楼，就上了开空调的车；回到家，为了不让燥热影响睡眠，空调甚至一宿一宿地开着。

皮肤是身体防卫的第一道门，还引用《黄帝内经》里的话：“是故虚邪之中人也，始于皮肤，皮肤缓则腠理开，开则邪从毛发入，入则抵深……”

西医所说的细菌、病毒，中医所说的风、寒、暑、湿等，首先要经过皮肤才能进入身体，因此皮肤的开关自如就是关键。可是它总在需要“开门”的时候被置于冷环境中，时间长了，反应就比较迟钝，会给外邪很多可乘之机，可能得了皮肤病，也可能患上其他疾病。

5. 养好皮肤，健脾祛湿很关键

有句成语：形如枯槁。比喻生命如同枯枝败叶，不丰润，没有了生命的温度和活力。所以生命是喜润的，燥和湿都不在度上。

中医说“湿”，有两个脏器最常被提到，脾和肝。很多皮肤病病人不是便秘就是拉肚子，或者大便稀软，呈现一种黏稠的状态，这些都意味着脾气不足。是谁伤害了脾？湿聚成邪是罪魁祸首之一。

脾主运化，吃喝下去的食物，尽管存在胃里，却需要脾气来运用和调动，决定哪部分要生成气、血、精微物质，可以作为营养输送到全身；哪部分是糟粕的东西，要从直肠“处理出去”……

《黄帝内经》中，脾被封为“谏议之官”。西汉时，曾设一官职，叫“谏议大夫”，专门向皇上提意见，相当于现在的人大委员或者国外的议员，反映民生民意。脾也是起到了这个作用。

脾通过什么样的语言来向我们“谏言”？胃口的好坏和大便的性状是比较直接的表现。

可以说，现在超过80%人的饮食和作息习惯，都是伤脾生湿的。尤其是年轻人，现在很多一米八几的大小伙子，看上去高大、挺拔，去看他的舌象、脉象，都有脾虚的迹象，因为现在从小孩子开始，就无限量的供应油炸食品、冷饮、甜品，连一两岁的婴儿都吃奶粉、米糊、果酱等等。很多二十几岁或者中年以后发病的人，也许他的病根儿就是在婴儿、青少年时期伤了脾胃种下的。

中医认为“湿邪困脾”，简单的说，体内多湿的人，会升发出一股“沼气”，走路沉重，身体不舒爽，每天昏头昏脑，甚至生活没有激情……因为脾脏被困扰，变得迟缓，没办法让精微的物质生成新鲜血液作用于身体；也没办法将多余物质送出身体；更没办法将多余的湿和热化解掉。于是“沼气”越积越多，形成恶性循环，幸运的是，一些人的身体就会以湿疹、长痘、牛皮癣这样的形式“起义”，而不是其他形式“造反”，比如肿瘤等等。

脾需要肾阳来供应它阳力，才能正常工作。凉的东西——不单说冷饮，还指没有加热的食物和水——一进入肚子，就把这股阳力给镇压了，就像在旺火上浇了一盆凉水；甜食和油炸食物不易消化，增加了脾的负担，导致脾虚；熬夜伤阴，也会生湿伤脾；还有就是现在很流行辣的食物，更加重了体内的湿热。

辣在中医来说，本来是燥湿的，因此气候潮湿地区的人，都很能吃辣，吃了也不长痘。但是这里又有一个地域的区分，潮湿的地方往往也炎热，高温能让毛孔打开，跟外界保持很好的交流，换句话说，把身体的窗户敞开了，多余的湿热通过流汗，大部分散出去了，简单的说是一种“排毒”。而在北方吃辣，效果恰恰相反。

北方人比南方人更易得皮肤病，尤其在我的临床中，相当一部分湿疹病人都来自内蒙古地区。原因之一就是北方过于干燥，身体的“窗户”常常是关上的，就不利于“排毒”。所以越是北方人，越应该吃得清淡，不要让多余的东西存在身体里。

可是现在北方人也喜欢吃油腻、辛辣的东西，不但燥湿作用有限，辣椒的热，也被留在身体里，吃多了就变成了湿热纠结。除了脾湿，生活节奏紧张，压力过大导致的肝经湿热也越来越多……

这么多多余的东西，最终都要通过皮肤上无数扇“窗”散发出去，它就算有再多的通道，也不够用。《黄帝内经》里说：“清静则肉腠闭拒，虽有大风苛毒，弗之能害。”现在人的皮肤不得清静，它也累了，也想歇会儿，想反抗一下，还能怪它起些奇奇怪怪的东西，感到疼痛和巨痒吗？

因此，预防和治疗皮肤病，养脾祛湿很关键。我在临床治疗的时候，会告诫我的病人，牛羊肉、鱼虾类及辣椒、韭菜等辛辣食物绝不能吃，这也是平时每个人都要尽量少吃的食物。

“饮食清淡”四个字看似简单，却是治病、养病、长寿的关键所在。

6. 痒，是阳气没有到达的缘故

“痒”在现代医学来说，属于神经系统掌管的知觉，因此当瘙痒出现时，大脑发出“挠”的指令，这个指令得不到实施，神经调节就失调，就想别的办法，让面部肌肉抽动。

但中医看“痒”则是另外一种角度。

《黄帝内经》中说：“诸痛疮疡，皆属于心。”《医宗金鉴》的外科心法中，也提到了：诸痛疮疡，皆属心火。

我们常常说心痒难耐，其实心不会真的感觉到痒，但是很多皮肤病病人有体会，越是心情不好，觉得烦乱，痒就越厉害。也确实有很多皮肤病病人，因为压力大，心绪不得安静，结果得了皮肤上的病。白癜风就是典型的“心因性”皮肤病。

现代医学也认为“皮肤也是一种心理器官”，感到紧张、焦虑等情绪时，更易诱发或加重原有皮肤病。但是现代医学是从一系列神经系统的反应，导致汗腺、皮脂腺分泌等等发生改变的角度，来理解心理因素引起的皮肤病变化。

而中医有“心肾相交”的说法，心在五行学说中，属火，火中之阳下降至肾，便能温养肾阳；而肾中之阴上升至心，则能涵养心阴。它们之间的关系，相辅相承，互相关怀，把自己过盛的东西，传递给对方，恰恰平衡了对方的不足。

也就是说，阳气，尽管先天藏于肾脏，后天也由此生成和升发，但是肾阳的本原，却来自于“心”，当然不是解剖学里的心脏，而是中医所说的“心藏神”。就好比地球的温暖，其实是来自天上太阳的给予。这样，也就理解了“诸痛疮疡皆属于心”。

其实不说火，就说冬天，在外面被冻得凉凉的皮肤，回到家里，在换衣服时，皮肤裸露在暖气中，许多人就会出现“痒”的感觉，很轻微，并且随着体温的上升，痒也慢慢散去。

正因为冬天太阳不那么热了，地面的阳气也开始准备封藏，地面一片萧条，能量大部分回归地下，为第二年生发新的生命储备力量。大地寒冷，人也开始觉得冷，毛孔尽量闭合，避免寒气进入身体。但与此同时，新陈代谢也变慢了。患有皮肤病的人感觉冬天病情加重，其实不是病情加重，而是没有阳气的支持，体内多余的湿热代谢不出去，才会觉得更痒。有些病人晚上会觉得更痒，其实夜晚相当一天之中的冬天，阳气也要潜藏起来。因此，睡眠是养阳的最好办法。

7. 为什么会长“青春痘”

“此皆阳气内郁所为”！所谓阳气内郁，其实就是说体内有多余的湿热邪气，导致阳气不能得到很好地升发。这种情况我们可以打个比方：皮肤上的毛孔，就好比身体散风、散湿的无数扇窗子。阳气是需要生发的，就好比一间屋子，必须要经常地开窗透气，人才感觉舒适，不会憋闷。

皮肤长痘，就相当于窗子被关上了，还把窗户缝都用胶带封得死死的，升发的阳气试图将湿热赶出体外，却找不到出路，湿热之气只好憋在皮肤的毛孔和腠理之间，憋急了，就从哪个地方鼓个包，冒个痘出来。

因此阳气旺盛的年轻人，尤其是男孩子更容易长痘，阳气大量升发的春夏季节更容易长痘；而体质孱弱的人很少长，秋冬季，当阳气一点点回归地下的时候，痘子也安分了，不呈现出一种拼命想往外冒的态势……

到了30岁左右，按常理说，人体的阳气在达到生命中的一个高峰之后，开始走下坡路，这个时候再长痘，就要考虑身体内湿邪过重的因素。因此这个年龄段，很多人的痘子集中在口鼻周围，按照中医理论来说，是脾胃有多余的湿热，女性来说，往往伴有一些妇科疾病。

我在临床上，治疗痤疮最常用的方子就是附子理中汤，效果很好，有很多经年累月的痘子都得到了治愈。所谓理中，其实理的就是中焦的脾，用附子的阳气，去振奋脾的阳气，帮助运化体内多余的湿热。这样一来，既能够助阳气蓬勃的年轻人一臂之力，帮助快速完成排湿，从而不“需要”再长痘子；也能振奋过了青春期还在长痘的人的阳气。

8. 滥用药膏小心“毁容”，改变体质就可以了

其实青春痘并非不可治，痘痕也并非不能减轻甚至消失，关键是要用对方法。有人说勤快洗脸能减少油脂，其实搓洗过度，会擦伤毛囊，诱发感染；网上流传的“性生活能平衡内分泌，有助于治疗青春痘”的说法就更荒诞，对青少年是很大的误导。

我们留心观察身边的人，有的人痘子又红又肿，脸上泛油；有的人晦暗发紫，皮肤很干，痘子边缘会有干燥的脱皮现象；有的人只在固定的阶段，甚至固定的位置冒出来几颗……

这说明什么？不同的人，长的“青春痘”也不一样，而决定因素，就是他的体质类型。那么在治疗上，调整体质就可以了，体质一改变，相当于没有了生长“青春痘”的土壤，不需要用头发和美白产品盖上厚厚的一层，让痘子越来越严重。

对于痘子并不特别严重，看上去还没有影响容貌的人，平时可以用一些小的方法来调整，尤其夏天，是调整体质的最佳时机：

1. 运动。以半小时以上为宜，不需要太激烈，建议做瑜伽或其他有氧运动，夏天运动，更有助于排汗，也是清理体内多余湿热的简单方法。

2. 饮食清淡。很少人能做到长年吃素，但是，如果想要痘子消失，每周至少保持 5 天吃素食，如果吃肉，尽量吃水煮或清蒸的肉类。

3. 不用遮盖品，不画彩妆。夏天怕晒，必须出门的时候，可以用一些乳液，擦一层比较清爽的防晒霜，除此之外，一定不要用粉底或彩妆。如果不出门，建议只擦不含酒精的保湿水就可以。这些方法，都能尽可能地保持毛孔的通畅。

4. 推肝经。肝主情志，压力过大，为琐事烦恼，一方面伤了脾脏，另一方面也会造成肝经的湿热。更何况长痘痘也确实是一件很闹心的事儿，用推肝经的方法来清理湿热，疏理肝气，保持好的情绪就非常重要。

肝经非常好找，随便拿手往大腿内侧一按，感觉很痛，胫骨上的痛点连成的线，就是肝经循行的线路。任何时候，都可以用大拇指，从大腿根部向膝盖处稍

用力推行，很疼，但是疼过就很舒服，情绪也感觉莫名地好转了。

这四种方法看似简单，如果能坚持一到两年，尤其是夏天的时候坚持这样去做，很多类型的青春痘都不会再犯了，对治疗妇科疾病也大有助益，尤其是坚持推肝经，人一开朗，皮肤也会变得有光泽。

9. 发荨麻疹是身体机能的自救反应

皮肤病，可以看作是一个正常人对外界环境和内在环境敏感的表现。尽管我们不能说得皮肤病的人就很健康，但是，他的阳气相对来说，是充盛的。

从季节上来说，春天和秋天，荨麻疹最多发；从发病人群来看，最常见到的，是青少年发病，尤其是年轻的男孩儿最多发。

我们可以从这两种情况来分析一下。

春天的时候，正是阳气裹挟湿气上升的时候，因此春天尽管看上去充满生机，却也暗藏“杀机”。潮湿多风的天气，易与体内有风、有湿热的人相应，从而多发皮肤病、过敏。大自然的湿热加重，意味着人身体里的湿热也要加重，所以中医有“春捂”的说法，是为了保护正慢慢开启的毛孔和汗腺，不被风吹，而导致将“上升”的湿热憋闷在身体里。

秋天，大地阳气下沉，秋风扫落叶，又跟风有关。风起的就是“关门”的作用，如果夏天没有很好地将体内的湿热清除，身体的门户一关闭，这些多余的湿热也全被关起来了。自然就要躁动不安，从而发病。所以对于皮肤病病人来说，在治疗阶段，防风、保暖都很重要。

而青少年，正是生命中的春天，尤其男孩子，阳气充盛。在过去，即使是青春期，也没那么多长青春痘的，现在年轻孩子们脸上的青春痘，是被高营养和高热量给“喂养”出来的，他充盛的阳气，会将湿毒、热毒排出体外，此时就需要皮肤的配合，能够正常开合，给一个畅通的“排毒”通道。

但因为年轻人好动，打球、跑步等运动之后容易出汗，出汗后，又不注意添加衣服，就很容易受风。加上现在的孩子，喜欢漂亮，冬天都穿很少的衣服，这不但是打击正蓬勃的阳气，同时“热胀冷缩”——冬天毛孔都是尽可能闭合的。长时间少穿衣服，皮肤像是受到了暗示，为了保护“主人”，要关得严严的，到后来，需要它开启，来“排毒”的时候，也不愿意开启了。于是荨麻疹也来了。

这就是许多年轻人容易发各类皮肤病的真相。也可以说，发荨麻疹，是身体机能的一种自救反应。

10."牛皮癣"不是癣，抗真菌类药物不管用

其实"癣"字的应用，从西医的角度来说，是因为"牛皮癣"跟很多像头癣、手足癣、花斑癣等真菌引起的疾病，发病症状相似。因此被很多病人误读了，觉得它是有传染性的，而且用杀灭真菌的方法，就能减轻或者治疗"牛皮癣"，比方说用抗生素，和专门抗真菌的咪唑类药物等等。其实这些药物对"牛皮癣"的治疗根本起不到作用，并且"牛皮癣"也不会传染给任何人。

"牛皮癣"西医学名叫银屑病；古代中医称之为"白疕"或者"松皮癣"。"白疕"应该说是最形象的说法，"疕"在《说文》中，是说头疡，而"牛皮癣"一般都是从头部开始发病，甚至有一部分病人仅限于头部发病，不会蔓延全身。汉语中的"癣"字，也是说头部出现的一种创伤。所谓"身体发肤受之父母，不敢毁伤"。应该说，在中国传统文化中，完好的皮肤出现任何异常或破损，都是"创伤"，同属外科。所以古代有"疡医"，就是指专门医治和保护皮肤的医生。

一千多年前就著成的《诸病源候论》中，对这种病的发病特征，形成疮面的性状有了很详细的描述，并总结了病因，是"风湿邪气，客于腠理，复值寒湿，与血气相搏所生"。仍然没有逃出湿邪被困在皮肤间隙这个基础。

还有风的因素。中医认为"风为百病之长"，是因为它有很强的"流动性"，像个活蹦乱跳的孩子，有让人喜欢的一面，也有让人头疼的一面。风能传播花粉，成就生命，在一定程度上促进了人体与外界的沟通。同时，它也带动了滞留在身体里的湿邪，四处流窜……

我从临床上观察，有40%的"牛皮癣"因风而起。不是说受一次风就得了这种病，而是不注意保暖，比方说穿露腰装、露脐装；大汗淋漓的时候，被风吹到；或者床铺离窗户很近，晚上睡觉开窗，或从窗缝里"溜"进来的风等等都能引起所谓的"受风"。但是，因风而起皮肤病的人，有个共同的前期问题：体质湿热。

也就是说，风想带着病邪做乱，前提是这个人体内有多余的湿、热、毒。还

是那句话，身体里的湿热过重是基础，没有这个基础，身体机能都正常运作，自然有防御功能，风邪也无可奈何。因此在治疗的时候，有的患者需要祛风止痒，有的需要除湿，有的需要清热凉血。不同的治疗方法，只不过是侧重点不同。

这样看来，被现代医学视为“绝症”的“牛皮癣”其实并不难治，将身体的内环境调理好是关键，一是保护和升发阳气，用现代医学的说法叫提高免疫机能；二是帮助病人“打开”像牛皮一样“封死”的皮肤，找回皮肤的正常功能，再将多余的湿热化解、祛除，这个病自然就好了。

11. 忌口是50%的治愈希望

我和每一个病人都说过，你要治病，必须忌口。一定要忌口！还要每个人自己去感觉，然后自己去抉择。你做到这点要求了，就会有很好的疗效。可是有的人，吃了药，好了。好了之后呢？他该吃什么还吃什么。我觉得，关于疾病，关于健康，有很多细节问题需要大家自己体会和寻找，有本书叫《细节决定成败》，那是说人生事业的。但是对于疾病来说，一些细节极其重要，也能够决定成败。

中医认为：药食同源。生活中经常看得到的、吃得到的食物，都有自己的属性，或寒、或平、或热，你偏吃哪一味，长期下去都会出现体质的偏颇，甚至疾病。我总会反复和病人讲：“忌口”不仅仅是口的问题，不仅仅是吃海鲜、吃辣的问题，而是忌一切可能诱发你银屑病的因素，包括刮风、淋雨、熬夜、喝大酒……这一切的目地在于重新调节、塑造你的体质，才能使这个疾病在你的体内没有生存的空间，也就是不再复发。与其坚持不懈地寻找各式各样的大夫，不如坚持不懈地改造自己的体质。慢慢你会发现，发作时间短了，不那么严重了，发作间隔长了，渐渐不复发了。

有的病人自己观察，发现性生活后银屑病会加重，扩大、变红、发热、发痒、皮屑加厚，又不好意思问大夫，是不是跟性生活有关。其实，生活节制是关键，过度耗费精血，肝肾受影响很大。银屑病得的时间长了，风、湿、热在体内交争，对正气是一种磨损，耗血伤阴，肝肾精血在一定程度上不可避免要受到亏耗。中医认为，性生活并不是单纯一方受到亏耗一方得到补益的事，从积极的角度来看，有规律的性生活是一种阴阳互补的方法，对于疏理肝气有一定帮助，关键还是一个度的把握。

还有些人，饮食素了，心却难“素”，为了升职，奖金，跟同事暗地里较劲，结果也得了这种病……

细节决定你得什么病！

可是医生又不可能放个监视器，去追踪病人正在做什么，然后马上发出警告。不知道有没有人细心观察过，能吃能睡的人，用俗话说都“没心没肺”，这人也不记仇，谁多说他两句，回家就忘了。有人会暗地里笑话这个人真傻。事实上，越是这样的人，就越少生病。来就诊的病人，吃了药后都有一个体会，能吃能睡了，精气神儿都有了，人一天比一天精神。说句玩笑话，我是通过我的药，让体内湿热过重、心事过重的人，重新变得“没心没肺”。我强调要严格忌口，有所吃有所不吃，他慢慢就觉得吃得香、睡得着，心里也没有乱七八糟的事了。

从我在临床上的治疗来说，治病的大法很简单，首先祛风止痒，宁心安神，只有心神安宁了，身体的自我恢复才能有序进行。其次健脾除湿，只有健脾祛湿，才能保证他吃得香。有了这两点，身心不适才不会消耗更多的正气，同时，通过良好的饮食和睡眠，也从另一个角度培补了阳气。过个半年一年的，皮肤病也慢慢消褪了。很多病人感谢我，有的十几年都没治好的牛皮癣病人，在病情越来越轻的时候，欢喜得痛哭失声，把我当成恩人。其实，我同样也要感谢我的病人，没有他们的配合和努力，也不会有这么好的结果。

如今，“病从口入”有了新解，入口的不是细菌和病毒，而是过于丰富的营养甚至是看不见的激素。对于大多数人来说，正是这些从口入体的物质，改变了体质，使身体成为了“培育”皮肤病或者重大疾病的土壤，也导致病情难愈，反复发作。因此，我总是不厌其烦地对我的病人说，忌口很重要，是你50%的治愈希望。

12. 皮肤病“遗传”的是生活和饮食习惯

得了皮肤病的人，最担心遗传，不希望孩子步自己后尘。其实大多数白癜风病人，祖上几代人都没这样的病史，说明遗传比率很小，按照统计的数据来看，仅占全部发病人群的4%。即使祖辈、父母，兄弟姐妹里有人得过这个病，并不意味着说你的孩子也会得。而且这是一种绝对不会传染的皮肤病。

但是有一个现象需要我们关注：临床上内蒙一带的赤峰、呼伦贝尔、鄂尔多斯等地区，发病人群要更密集；另外，有不少病人，夫妻双方都有白癜风，孩子在目前看来很健康。

这两种现象给我们一个什么提示？即使从遗传学的角度来讲，白癜风是遗传率很低的一种皮肤病，但是，我们不能忽略了大的环境因素带来的“地域种族遗传”、“生活习惯遗传”等。

之前已经说到，内蒙人各类皮肤病的发病率都较高。这与他们所生活地域的生态环境和生活习惯脱不了关系：嗜吃肉食、光照强烈、多风少湿。从现代科学的角度，可以说内蒙人皮肤病的高发，与紫外线辐射有关，但仅仅是这一个原因吗？

我认为，任何疾病的发病，都有一个主要因素，再和其他综合因素共同作用引发疾病。

内蒙古的人，皮肤相对于平原地区的人，要粗糙很多，甚至“坚实”很多，更不要说跟南方人的“吹弹可破”相比。这种皮肤，是上天所赐予的，最适宜草原气候的“保护层”。但同时，也是最不利于身体向外排解“毒素”的通道。

内蒙古人又喜欢肉食，尤其是半熟的肉食，肉食是最生痰湿的高热量食物，这些高热量需要大量运动才能消耗和排解出去。什么是排毒？吃进去的东西，没地方出来，留在身体里就成了毒。但是内蒙古现在也在不断进行现代化建设，很多人从帐篷住进了楼房，不可能再像过去一样，“跃马挥鞭逐鹿去，青梅煮酒论英雄”。等于在原地完成了一次“迁徙之旅”，人为地改变了生存环境。在当地人没有办法改变饮食习惯的情况下，多风、干燥的天气，就更加不利于身体的排湿、排热。

这就说明一点，当自然界条件无法改变，社会环境又在不断变化时，就需要通过对自己生活和饮食习惯的调整，促成体质的转变，来重新的适应。因此来我这儿看病的内蒙古人，尽管很不适应，但是我会叮嘱他一定不能再过多的吃肉，一定要多运动，但在运动的时候，穿严实点，别让风从毛孔钻进身体里，加重病情。这也是更多现代人，应该逐渐意识到的问题，是现在社会，最根本的防病、养生之道。否则老祖宗就算有再多养生、治病的好方法，用在很多人的身上，也收效甚微。

上面说到的那对白癜风夫妻，也是同样的道理。在这对夫妻都发病的时候，他们首先要考虑到的，是什么原因造成了这种结果？不是所谓的家族遗传，而是原有的生活和饮食结构导致的。那么他们的小孩子即使现在是健康的，在夫妻两人共同的生活观影响下，谁又能保证将来不会得白癜风呢？到时候有的医生告诉他们：你们这属于父母基因对孩子的遗传。这就是一种误导，将来孩子的孩子，同样没办法阻止发病。

不只白癜风，任何皮肤病、任何疾病的遗传，都是以这种“生活方式遗传”为基础的。

13. 频繁洗澡剥了“皮”，护肤自制“咸蜜浴”

和人体一样，土地有耕作层，渗水层，保水层，多年的肥料就是在保持土壤的营养含量，铲地、蹚地就是为了让土壤颗粒疏松，透光透气，而所有的营养物质都是通过光合作用促进内生长、内循环。如此，一些人对皮肤的认知多半是走进了误区。皮肤的保护，不是防止出皱纹，抹点“战痘”什么东西就可以的，很多人有意识地去养护皮肤，于是总是洗澡，涂抹东西……不想却是越来越粗糙了皮肤。

洗澡的问题是最突出的，现在可能大家都觉得“洗”是获得洁净的第一步，洁净是除菌的前提，清除了细菌才能不发痒、不得病。这个观点不完全对。

有些医生洗手就很频繁，一会儿洗手，没过一会又去洗，所以他们的手都不太好，整个手都是裂开的小细纹，特别干燥。

我曾经治疗过一个患者，他就是全身痒，去了很多地方治疗都没有好转。这个人是一个非常讲究的公务员，三十多岁，他说别人得皮肤病还有可能，可我每天早上洗澡，晚上洗澡，而且必须使用浴液，形成习惯了。出差在外，要说几天不能冲澡根本就受不了……说我得皮肤病太不可思议了。

我说你得病的原因恰恰是你太干净了。皮肤本身有一层保护膜，按照现代医学的说法是皮脂腺保护膜，它要代谢出一定的油脂来调节整个皮肤的干湿度、柔软度。如果洗澡过勤，它就容易被破坏掉，皮肤失去了这个保护层，极易感染各种皮肤病。再说浴液的问题，它和皮肤的亲和力并不像广告中说得那样好，要跟皮肤发生一定的反应，最容易把皮肤的油脂给中和掉。

举个例子说：人就像一个大洋葱，外面是一层保护膜，你给它剥了，一看挺好，亮晶晶的。像鸡蛋刚扒完壳，蛋白是纯洁的，但是这一层好看的皮肤，不经风吹日晒，抵抗力就下降了。紧接着你再受点风，或者受点晒，这一层娇嫩的皮肤肯定要采取自我保护措施，角质自动增厚，为了挡风扛磨！如果你又开始扒掉这一层……意外感染的时候一点儿抵抗力都没有了！

经常洗澡，还有一个看不见的隐患：耗伤正气！洗澡时，毛孔处在开开阖阖的状态，对身体的元气是一个“过耗”，酷爱洗澡、桑拿的人，很容易把身体洗虚弱了。很多喜欢在运动后马上洗澡的人，会感觉到一开始锻炼效果挺好，慢慢地，开始出现了心悸、心慌的症状，甚至会出现短暂的晕眩。这在中医里，就是心阳虚的表现。

尤其是老年人，本就不应大量出汗，因为不正当的出汗会损害人体的阳气，也就是人生立命、健康的根本。加上出汗后立即洗澡，对健康损害更大。

正确的洗澡应该是适度的，而且我建议用适量的盐来代替浴液，一方面可以补充大量出汗导致的缺失，另一方面用来清洁杀菌。这样洗后的皮肤，是真正的光滑洁净。但是不要太频繁的用盐粒直接搓洗，感觉这个东西能去角质。皮肤很娇嫩，稍微粗暴对待，就容易损伤。

我们可以将盐放在以前用过的浴液瓶子里融化，然后放一些蜂蜜。在洗澡的时候，像正常使用浴液一样来用就可以了。蜂蜜除了能够滋养皮肤，也会消减盐水洗过后，给皮肤带来的干燥感。

皮肤病患者尤其要少洗澡，更不能搓澡，不要用沐浴液，洗澡后严防受风。手足部的皮肤病患者，在洗衣服的时候，要戴上手套，保护好双手不被肥皂、洗衣粉、洗洁精等化学物质伤害。

14. 换肤漂白最伤人

很多人还记得商场上曾经出现过的“果酸换肤”的潮流，被爱美的女孩子热情追捧，很多人说，换肤的感觉真是好！美白，新嫩，靓丽是所有女孩子梦想的美丽，这样的产品也倍受青睐。

可是不知道大家有没有留意，刚用上时，皮肤很难看，发红、起皮，像过敏性皮炎一样。为什么会这样呢？其实就是皮肤被果酸腐蚀后的表现。然后才是那一层皮肤去掉了，新嫩的皮肤出现了。时间不久，还要再次换肤，要一直换下去才有新嫩感。

这个新嫩是人为的，破坏性的，是暂时的，是一种自我安慰。实际情况是，皮肤遭到了严重打击，抗风险能力被削弱了。

像果酸这些物质，什么原理呢？我打个比方，小孩儿吃水果的时候经常流口水，淌酸水，酸水会把嘴巴下面的皮肤腐蚀了，有的孩子这个地方就会红起来。这个酸的力道就相当于去掉了一层角质层，去掉之后，皮肤就显得嫩滑。有人就根据这个现象把果汁提炼出果酸，专门用于换肤，换完了感觉挺好，人们就跟着推崇。好看是好看了，皮肤却在"黯然"受伤！

去角质美肤，就像"包治百病"这种广告语一样，那是不现实的，是商家迎合人们想要"快速成功"的心理。就像剥洋葱一样，一层一层暴露、受伤、再暴露、再受伤的恶性循环，使得很多人欲罢不能，只好接受肤质一点点变差的事实。

再说去角质，主要看角质的轻重。我们临床上也有很多病人，因为角化过度使皮肤形成的角质层过厚，但我们有专门的药物帮助去角质。正常人的皮肤是没必要去角质的，正常皮肤在新陈代谢中，就会有生有灭，角质会长，自然也会脱落，它是一个不需要人工去干预的生理过程。

还有不少女孩去美容院做皮肤"漂白"，或者个别美白产品里，也含有汞、铅等超标的化学重金属。刚开始用，效果不错，没过几个月又黑回去了。所谓"漂白剂"大都含有剧毒，最毒的成份就是汞（水银），而漂白原理就是把表皮层中的黑色素，下沉到真皮层，也就是把黑色素强行地藏起来，但不能够让黑色素消失。

皮肤有自己的规矩，不用多久就会让肤色变回去。不断漂白，只是令黑色素不断下沉，当黑色素被压抑到一定程度，会开始反抗，产生更多黑色素，让皮肤比以前更黑，甚至严重的会患上"黑皮症"。

正因为皮肤的这个特点，进行"黑色素种植"的人，效果并不大。

其实保养皮肤很简单，咱们古代很多医家的著作中，都将"养肤"做为重要的事情来看待，因为皮肤是人的"面子"，它的好坏、光泽度，直接影响了旁人对你的观感，同时，也是你内里是否健康的标识。

唐代的《药性本草》，就记载了一条既简单又好用的方子："以姜汁同蜜蜂各一合，水和顿服，常服面如桃花。"女士和男士都可以试试这种古传的养颜"姜汁蜜"。它可以让女人变得漂亮而有神采，同时也会让男士看上去更精神抖擞。

背景
《医宗金鉴》与刘裕铎小传

《医宗金鉴》为清乾隆四年由太医吴谦、刘裕铎负责编修的一部医学教科书，名字由乾隆皇帝钦定。《医宗金鉴》被《四库全书》收入，并在《四库全书总目提要》中获得很高的评价。自成书以来，这部御制钦定的太医院教科书就被一再地翻刻重印，广为流传。

清初，天花流行，危及宫廷，顺治皇帝死于天花，宫廷十分紧张，康熙亦曾感染天花，幸得隔离治疗保全了性命，也正因为康熙曾因天花获得免疫而得继承帝位。因此，他在位时十分重视痘疹一科与种痘术之推广。乾隆即位后，发扬康雍两朝重视医学之余风，接受太医院院使等鉴于古医书“词奥难明”、“传写错讹”，自晋以下“医书甚夥”，“或博而不精，或杂而不一，间有自相抵牾”的奏折，请求发内府医书，并征天下秘籍“分门别类，删其驳杂，采其精粹，发其余蕴，补其未备”。乾隆于四年（1739）诏令供奉内廷御医，太医院右院判吴谦，与康雍乾三朝御医、院使刘裕铎，共同领衔编纂医书，由吴谦与刘裕铎任总纂修官，其下有纂修官 14 人，副纂修官 12 人，校阅官 10 人，收掌官（书稿保官）2 人，誊录官 23 人，以及画家等组成编纂班子。

参与编纂的所有御医，都是按照清府批文“令太医院堂官并吴谦、刘裕铎等将平日真知灼见，精通医学兼通文理之人，保举选派”而组成的。若太医院合格人员不足者，“令翰林院……查派”，“选取字画好者以备誊录。如不敷用，照例行文国子监……秉公考试，务择字画端楷，咨送本馆以凭选取”，可见，对所有编纂、绘画、誊录人员都是经过严格选择或经考试后择优录用的。

编纂完成，乾隆看后十分满意，赐书名为《医宗金鉴》，正式确定该书名为《御纂医宗金鉴》，于 1742 年，以武英殿聚珍本与尊经阁刻本印行，在全国推广，影响巨大。1749 年即被定为太医院医学教育的教科书，“使为师者必由是而教，为弟子者必由是而学”。

《医宗金鉴》逐步成为全国医学教与学的必读书。由于需求广泛，朝廷与商家刻本印刷十分频繁，平均4~5年即有一次新版本问世，至今其版本流传已有50余家。

后世中医文献及正史对于刘裕铎的记载很少，但是在现存的清宫档案、奏折、上谕，甚至地方志中，却有很多记录。由此可为考证刘裕铎的生平提供资料。

刘裕铎，字铺仁，回族，北京牛街人。约生于康熙二十五年（1686年），卒于乾隆二十二年（1757年），享年71岁。刘裕铎是清雍正、乾隆年间的御医，为宫廷服务了20多年，在雍正年间历任太医院吏目、御医，在乾隆年间升任右院判、院使。他医术精湛，受到雍正帝的信任。乾隆四年，奉朝廷之命，与吴谦共同担任《医宗金鉴》的总修官。

刘裕铎医术水平颇高，他治病善于应用古方，随证化裁而不拘泥，药味精当、药量轻灵而疗效颇佳，屡受皇帝嘉奖。雍正帝称他为“京中第一好医官”。

（本专题责任编校：王洋）

C 专 题

破禁忌 见神奇

专访清朝御医第三代传人王修身
满医针刺绝技现场

打开禁忌之门　释放封藏之力

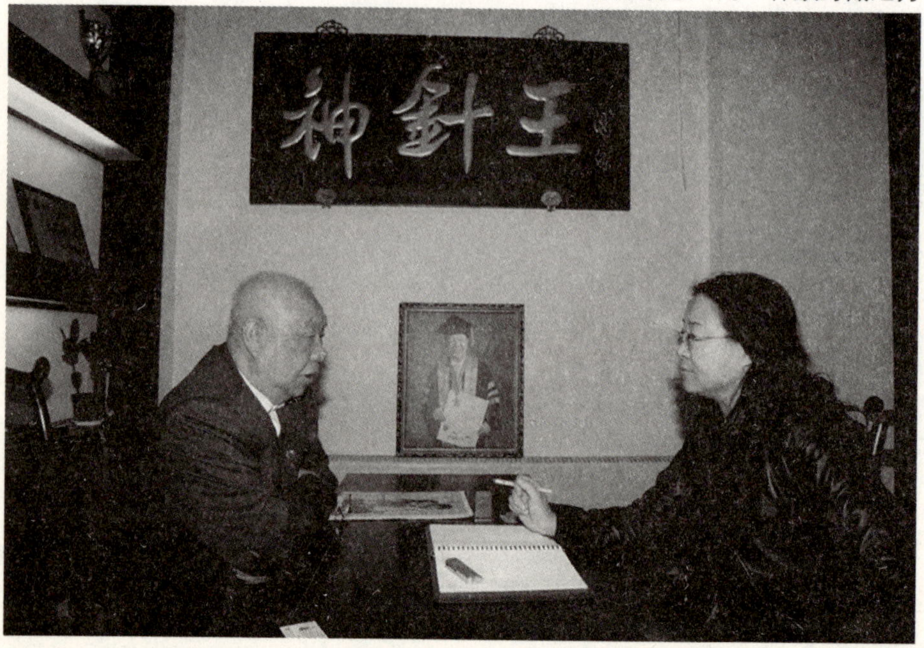

田原访谈“神针王”王修身

题叙
于禁忌处针刺的深意

2006年10月的一天，偶然在网上发现一组照片：一根近两尺长的钢针穿过老人的大腿，旁边围着三四个金发碧眼的外国人，睁大了眼睛望着老人抬起的一条腿，老人两只手握住针的两端，做拉锯状，饱满的脸庞，挂着从容的微笑。照片中的老人一头灰白色的板儿寸，身着红色中国缎袄，袄上绣着金色的盘龙，一排盘扣儿，照片下方写着“神针王修身”。

常规针刺对于针刺的部位、深度、提插幅度是有严格要求的，王老，却善用长针、透拉针（长达8寸，从脚踝上方的悬钟穴扎入，直上，到膝关节下方的阳陵泉穴扎出），扎奇穴，甚至深扎神阙穴、哑门穴、背腧穴等明确规定或禁或忌的部位，或者进针深度远超常规。

半植物人、中风后遗的攥手、挎篮手、腿脚麻木、近于失明、暴哑等疑难杂症，在大针下一点点消褪，身体的生机一点点复苏。

神乎其技！这一手绝活，于禁忌之处立身，游走钢丝却如履平地。

也许，我们该重新审视“何为禁忌”，禁忌往往意味着一个公认的，或经专业人员评定的安全界限，界限的那一边，是危险，是伤害，是未知……我们渐渐习惯了绕行，不去深究。

然而，越来越多的奇人异事提示我们：禁忌，恰恰隐蔽着事物尚不为我们所知的本质性存在。“禁忌”，往往最有可能是突破口，该处的反应力道之大，难为初学者或一般水平之人掌控。名曰“禁忌”，实则暗藏机关，内有洞天，就像，进入桃源那幽黑、狭窄的山洞……

人物档案

王修身

1931年12月出生，满族，北京人。已有50多年的医疗临床实践经验。中医针灸专家，宫廷御医第三代传人，主任医师，现任北京朝阳区神针王医馆主任，美国中华医学会会员，香港国际传统医学会会员，世界中医学会会员，国际名医学会会员，美国中山中医院副院长，香港国际医学院名誉院长，国际医学交流促进会顾问，世界华人医学联合理事，中韩国际中医研究学会名誉会长等。

原全国人大常委、全国政协常委溥杰为他题词“神针王”；中国社会科学院中国国际文化书院满学文化研究委员会赠匾“满医真传”；“中华英才”评委会授予20世纪“中华英才”荣誉称号；世界华人医学联合会授予“国际跨世纪人才”金奖；联合国世界和平基金会授予世界自然医学功勋奖。

雷人观点

深入禁忌穴位之虎穴

1. 只有自己亲自试针，才知道确切的针感、角度、深浅，才能心中有数啊。除了有几个地方我扎不了，全身我都扎遍了。

2. 有个人的手攥了八年，放不开，肌肉萎缩了。我这一针从合谷穴进去，冲后溪方向深扎，用力以后，一声“开”！手马上就打开了一半。人的手啊，就是一把锁啊，只要把钥匙放对了，他就开了。

3. 我这些针，多数都是过去传下来的，有马口铁、有不锈钢、有合金属的，这样的针下去效果才好。过去的针具可不是今天的针具，理解上就不同啊，你像拿马口铁，就是马嚼子，一个马嚼子经过了几十年的磨砺，带着生物特有的物质，还有很多说不清的元素，最后打制成针具的时候，就不是简单的针具了。

4. 那时师傅教我血轮进针法，真是一辈子难忘啊！师傅是气定神闲地扎自己的眼球啊，我第一次看到从眼球进针，很震惊啊，当时怎么学？师傅就给你一面镜子，看着你自己扎进去！就是这么学过来的啊！

5. 国内的针灸啊，都是蜻蜓点水，不求甚解！就跟水里插稻子一样，插上就完了，不求针感。我这个针（脊椎五龙针）进得比较深，其他大夫扎针也就一寸或一寸半，我扎三寸半。

6. 糖尿病，并发症一个是尿糖量、血糖量下不去，怎么办？就扎神阙穴。神阙穴在史书上都是“禁针”的穴道啊，但扎完以后效果特别好。

7. 眼底出血，视物不清。就往眼球儿扎，一直扎到眼底，一寸半。

8.（禁忌穴）有危险，别人都不敢用。为什么我敢用？都是从实践中摸索出来的，实践出真知。我的针法特点就是稳、准、狠。稳，首先自己要心情平稳；准，这个穴位得选准，狠，就是我下手快，捻转提插瞬间完成。这个就是说，在治病的过程中胆大、心细、手稳。

9. 我着急啊，咱们现在的学生啊，不姓“中”，姓“西”。这不行啊！学的“中”就只是抄中医的药方，这不行啊。

10. 每天坚持（疏通经络）。这也是恒心，你不坚持，一懒惰，疾病就来了，勤奋以后就能抵抗疾病。

前言
手握奇针的医者

时值午后三点，秋阳初斜，秋风微寒，朝阳北路的王修身满医门诊，王老怕我们找不到路，亲自到门外等候：一米八的身高，满头银发，根根直竖，乍看不过花甲之龄，矫健、精神。老人气色红润，笑容满面，面相甚是独特，鼻尖有一颗小肉瘤，圆润，黄豆大小。

诊室布置简约，古色古香。王老每天上午7~12点接待病人，下午休诊，主要是教授徒弟、研讨医理、参加会议，故此时诊室清静无人。十坪左右的前厅即为候诊室，陈列着两张长沙发，对面摆放着一台电视机，播放的是八一电影制片厂和总参摄制的专题片“满医传记”光盘，可以让前来求医的病人对王老的针法有所了解，增加信心，放心就医，也算是心理疗法的一个小细节。

前厅的右边是接诊台，左边是惟一的诊室。王老每天亲自诊治的病人多达50位，从不假手于弟子，确保病人得到“原汁原味”的“神针治疗”。

王老端出他最宝贝的针盒，我们亲眼见到了8寸的长针，颤颤巍巍地斜插着，反射出凛凛微光，其他的针有长有短，但都有一个共同点：粗！王老说这些针都是由合金特制的，疗效特别好，真应验了“工欲善其事，必先利其器”之说。传闻中的血轮进针法，舌针法，五龙针法，心区进针法，透拉针法，一针多穴法，一穴多针法，斜透针法，王氏肩三针……就是用这一盒针施行的。这些针法冲出常规警戒线，却获得了超出一般的疗效。

手握奇针的王老，有怎样的传记人生呢？

采访现场
对话王修身

时　　间：2007年11月8日

地　　点：北京王修身针灸诊所

参加人员：田原（中国医药科技出版社主任，著名中医文化传播人）

沈生（策划人，摄影师）

王修身（宫廷御医第三代传人）

就诊病人等

之一/ 机缘巧合，得授满医绝技

“清朝被推翻了以后，我有幸遇见了一个清朝的御医，人称金一针，后来就拜他为师。……有个（中风后遗症）病人手攥了八年了，就是放不开，我这一针（透针：合谷穴透后溪穴，横穿手掌）进去，‘开’！人的手啊，就是一把锁啊，只要把钥匙放对了，他就开了。

这门绝技要是丢了，是国家的损失啊！太可惜了。因为我这种针法呀，咱们国家没有第二个，现在全世界就我一人。……（找传人）我有两个要求，一个呢，有悟性、有天赋；再一个就是敢以身试针。”

1. 学医，还缘于葫芦状的胎记

田　原：看您的气色、精气神，哪儿像快八十岁的人呀。这些禁针术，实在让人叫绝，很是传奇。

王修身：学这个东西，要有很好的悟性，还有实践，不然继承不下来，更谈不上突破。过去，师傅是手把手地教，教你这个你就学（这个），别的你别问。师傅要求严着呢，他不许咱们问，你就得自己琢磨呀。自己扎自己，这是必须的，扎别人之前你自己得先有体会呀，是不是？只有自己亲自试针，才知道确切的针感、角度、深浅，才能心中有数啊。除了有几个地方我扎不了，全身我都扎遍了，不扎不行啊。身体状态好，也得益于经络常通啊！

田　原：给自己扎针不恐惧吗？

王修身：当然有过恐惧的，不过刚开始时是普通的扎法，还没有后来那些针法。

田　原：看得出来，您的针和那些个“小小银针”完全不一样，更粗一些，更复杂，甚至更诡异一些。

您这个针，似乎更接近于媒体所说的“神针”。我想这种“神”，不只是针的奇异，还有您传奇般的人生和从医历程。讲讲您从小学医的故事吧。

王修身：我的外祖父啊，过去就是民间的一个老中医，在百姓中威望挺高，他文学功底很深，过去都是在私塾里面学习的，后来又当了老师，又当了医生。

小时候一次洗澡，外祖父看见我的后背有一倒挂葫芦状的胎记，因为葫芦是千百年来中医“门上”的标识，看到以后，外祖父就认为此为天意，中医收徒讲究“缘”字，可遇不可求。我呢，小时候有点儿好学的精神，三五岁的时候就背三字经和千字文了。其实那时候还太小，什么都不知道，就觉得好玩儿。以后呢，我外祖父就找到我，跟我说：“你学医吧。”

说话哪会儿我才八岁，还有点儿不愿意，因为还小嘛，就想读书出人头地，但是他说：学医也是读书啊，读书是第二步，学医是第一步。中医书籍里面也都是学问，都是中国文化。所以我就离开了家，住进了外祖父家里，开始学医了。

他带我学习啊，注重方法和培养兴趣。像学习中药学，他就教我朗诵诗句歌括，还要声情并茂：“诸药赋性，此类最寒，犀角解乎心热；羚羊清乎肺肝；泽泻利水通淋，而补阴不足；菊花能明目而清头风……”学针灸呢，有“肚腹三里留，腰背委中求。头项寻列缺，面口合谷收”。还有眼睛，从解剖来讲它就是个眼睛，一般人能讲什么呢？他却讲：“左右眼角属心经，上下眼皮属脾经，白眼球属肺经，黑眼珠属肝经，眼仁儿属肾经。”唉呀，朗诵出来非常好听，让你有兴趣，你看我直到现在都没忘。

学了以后呢，就认药，把药放在这儿，还让你尝尝是什么滋味儿，他说是什么味儿，你就得尝出这个味儿来。还要上山采药，在家里做丸、散、膏、丹，捻药面儿，就这样，一点点地就都学了起来。慢慢地，就学出兴趣了，晚上睡觉前背书，早上起床后也背书。

田　原：那会儿并没有专门学一门针灸，而是学习了中医所有的知识。

王修身：哎，开始就是学中医。但是后来呢，我祖父也考虑到了我在哪方面有特长，然后再让我专攻哪个。他一看到我好学，就觉得这个孩子有点儿出息。那就重点学针灸吧。他那时候的针法跟我们现在的大不一样，那时候是用群针，就比如在胳膊上吧，一扎就是十多根针。

针灸就是八岁开始学的啊，读书的时候就在练针枕上练针，边念边捻，有时还用针翻书，直刺、斜刺、横刺、旁刺、反刺、侧刺、浅刺、重刺、轻刺，各种手法啊。

十二岁的时候第一次给病人扎针。那次刚好外祖父去县城开会，隔邻有个小哥踏了空，从石阶上滚下来，扭了腰，痛得动弹不得，我又着急又紧张，这种急性的外伤急治效果最好，熬久了不好治。祖父已经教过我，在膝背的委中穴用三棱针放血能治急性腰扭伤，但我没用三棱针放过血，怕放多了止不住，就大着胆子，给他扎了双腰阳关和双委中，再行行针，那腰痛就减轻了，真的很管用啊！

田　原：针灸止痛是什么原理呢？

王修身：中医理论认为，疼痛的成因和“神”的活动、“气血”的运行有关，金代张子和在《儒门事亲》中指出，诸痛皆因于气，所谓“痛不通，气血壅”，说明各种疼痛都由经脉中气血运行发生阻滞引起。针刺能通经、调气血，达到“通则不痛”的目的。而且，“神气相随”、“心藏神”等等理论还说明“神”和“气”有密切的关系，针刺不仅通理气血，而且能“治神”。怎么治呢？就是抑制、转移和痛有关的“神”的活动。“治神”对缓解疼痛也有帮助。

唉呀，那时候没有西医。那时候抓药，哪像咱们现在抓十几、二十付？一两付药就好了；扎针，像痢疾这样的小病，扎一次针就好了。

那时候咱们国家生活条件比较落后，人民生活水平比较低，大人、小孩儿一生病，无论多远，他都找大夫，所以那时候大夫出诊就是走村串巷。（病人）能走去的，就走去，太远了，他就来接你，骑着骡子、马呀，就来接大夫来了，接到家里去给看病。京西那边大部分是山路，行程几十里，出诊得穿山越岭过河，我就跟师傅一起去，有时候是晚上，就用火把来照明了山路走。

学到十三、四岁了，病人来了，就让我先看，看完以后呢，就让我来诊断这个病人是什么病，开出药方来，然后他再去看。他看了以后，如果和我的观点一样，用的药又合适，他就点头儿，如果不合适，他再换方子。外祖父就是这样手把手儿的教我的。

到了十六、七岁的时候，老大夫没有办法出诊了，那就我去。有一次是晚上，我骑毛驴出诊，那时刚下过雪，路滑，毛驴突然失了前蹄，把我摔了下来，现在左脸面这儿，还有一块伤痕呢。

田　原：六十多年了，您为多少人扎针，恐怕难以计数了。

王修身：不计其数了，病种也多了。

2. 奇遇“金一针”，得授满医绝技

十四岁以后，王修身就在村里的斋堂药社给人看病，十七岁那年，1948 年，华北地区举行中医考试，他去了，还考得很好。1950 年，组织上把他调到宛平县人民政府医院工作，期间到通县潞河医校进修，学西医的解剖、生理、病理、卫生、防疫和生物化学等等，结合以前在祖父身边学的技术和多年的实践，整个中医理论就被他系统地融会贯通了。

学校毕业后，王修身被分配到北京市卫生局的医政科。就在那一年，他有幸遇见了一个清朝的御医金田佟，而且得以拜他为师。恩师不仅精通中医诸科，而且身怀金针绝技，针灸治病往往一针即收奇效，人称“金一针”。

田　原：后来学到现在这些绝活，是什么机缘？

王修身：说起来真是缘分。

我后来在北京卫生局工作，天天到陶然亭公园的一角练功。有一天，那块平地上有位老者比我早到，已经在那儿练功了，连续几天，天天如此，我就只好另外找地方锻炼了。但看那老者练习的招式和祖父教我的一模一样，我很惊讶啊。后来有一天，他在坐静功时，下雨了，我怕老人受风寒侵袭，就过去用衣服给他遮雨，后来就认识了，才知道他就是祖父的故友金一针师傅。

其实我外祖父和金师傅原是莫逆之交，祖父有一次到城里出诊，在天桥正听艺人唱小戏，有个玩弦索的人猝然倒地，台上一片混乱，金师傅就上前亮针扎了

病人的双足三里，病人就苏醒过来了。祖父上前相识，后来与金师傅往来走访，成了莫逆，金师傅还以“满医针灸临床手册”相赠。但后来金师傅搬了家，就失了联系。所以，我只听祖父提到过这个人，没有见到过。

我师傅出生于爱新觉罗氏皇族，三十岁时就补提升为宫廷御医吏目。清朝被推翻了以后，他逃到了民间，村民们跟他一接触，就觉得这个人不是凡人。师傅很关心老百姓，不论熟识还是陌生，他都热心给看。有时候在马路上遇到一个半身不遂的，或者明显能看出疾病缠身的人，他就给拦住了，就问你是怎么个情况，我能不能帮你的忙，我不收钱啊，能不能给你治病？那病人还不高兴啊？有人给我治病还不收钱，就让他治。慢慢地，他的威望就越来越高，找他的人就越来越多，比我现在的病人还多。

但是，宫廷医术是秘而不宣的，金师傅一开始并无意传与我秘技。后来，多次交往，谈论医理，得到了他的器重，才拜了师。师傅学识渊博，经史子集、琴棋书画无不精通，让人叹服，但他最强调的还是医德。师傅临终前留与我几部手稿，里面记录了鲜为人知的满族针法和他对易学和气功的体悟，让我受益良多。

3. 手就是一把锁，针就是一把钥匙

田　原：御医肯定不轻易收徒，您那时最让师傅看上的是哪一点？

王修身：有一次，我用透针法治了一个病人。

田　原：何谓透针？

王修身：就是透骨隙啊。有个人的手攥了八年，放不开，肌肉萎缩了，我这一针从合谷穴进去，冲后溪方向深扎，用力以后，一声“开”！手马上就打开了一半。

人这个手掌啊，针进去以后呢，每一根骨头缝都能穿透，你不透，他不开。人的手啊，就是一把锁啊，只要把钥匙放对了，他就开了。

田　原：您的针进去，他的手一时打开了，但是攥了这么长时间，手掌血脉都不通了，针抽出来以后他会不会又攥回去呢？

王修身：光一针当然不行，要持续扎，越扎越开，你得恢复他的功能啊。扎

针的作用是活血化瘀，舒通经络，让你能够自力更生，但得先把扣儿解开啊，是不是？

田　原：您二十几岁就有这个功夫了？

王修身：那个时候只能开一半儿。

田　原：一些中风后遗症的患者会有这样的手型。

王修身：对。脑栓塞、脑出血造成的。你在大街上经常会看到这样一瘸一拐的人。手老放在胸前，像挎着篮子。我每次看到都想过去问问他，看看我能不能帮助他。我心里老有这种想法，想帮他打开，有时候发一点儿气功，也能开。针的奥妙在哪儿？在这个“气”上。

有时候病人就坐在那儿，大家都看到了，手攥着，我把针扎进去，让他开，他就开了。这个奥妙，用语言还真说不出来。

田　原：说不出来，但是有感觉，有气在里边，犹如写文章讲究力透纸背。

王修身：对。（我的气）进入他的经络了，（手）就开了。有的家属带着病人来，特别着急，我就告诉他，你别着急啊，有多少这样的病人送到我这儿都开了，我今天让你看看。结果一看，针扎进去以后，“开”！……哎呀，病人都鼓掌啊。

田　原：您扎针的时候，用语言和行动配合？跟武侠电影似的，喊声“开”！病人手就打开了。

王修身：病人啊，两个胳膊端着，手攥着，拐着来了，我就先跟他聊聊，我说我把你的手给你放下来啊……肩三针一扎，他手就放下来了，病人高兴极了。病人还纳闷儿呢，在别的地方扎了一年、半年了，手也不开，怎么你这么一弄就开了呢？从针灸的理论来讲，就是舒通经络。

经络是什么？经络出自经筋，经筋好像山脉，经络好比河川，穴位就像沿河两岸的城镇，经络呀，是内连脏腑，外络肢节，运行气血的通道。理论上就是这样的，但是重要的是手法。就是说，同样要达到一个目的地，由于所走的路途不一样，自然结果也会不一样，感受就更不一样了。

谁也没听说过我们这个手法啊，我们的传承方法保守到什么程度？上不告父母，下不告妻子，就保守到这个程度。宫廷的御医主要为君、臣服务，更是秘而不宣的。

田　原：那您现在不是说了吗？

王修身：是啊，我说了你别告诉别人啊。

4. 马口铁打出的特效针具

王修身：还有一个问题，现在的那些针啊，不行，工具不行。

田　原：工欲善其事，必先利其器。现在的针怎么不行呢？

王修身：现在用的都是金属材料制成的针具。我这些针，多数都是过去传下来的，有马口铁、有不锈钢、有合金属的，这样的针下去效果才好。过去的针具可不是今天的针具，理解上就不同啊，你像拿马口铁，就是马嚼子，一个马嚼子经过了几十年的磨砺，带着生物特有的物质了，还有很多说不清的元素，最后打制成针具的时候，就不是简单的针具了……

田　原：您现在有多少针具？

王修身：现在有五千来根吧。

田　原：都是祖传下来的？

王修身：有一部分。文化大革命的时候啊，我被当成反动学术权威啊，针都被烧了。唉，都烧了，真可惜。现在留下的已经很少了，后来我又新制了一批。

田　原：新制这批跟以前的一样吗？

王修身：差不多。我这些针具，都是冶金部一个老所长给帮忙制出的。那是冶金研究所的所长，他也得了这种病了，动不了，在一家大医院住着。他爱人老哭，问我有没有办法，我说有办法，但得先解决针具的问题。她问我什么问题？我说得要合金属的针，你帮我问问所里能不能拉丝做针。她说可以啊，就帮我解决了。但我是反动学术权威啊，不能去医院给他扎针的。我说我作为家属去看看，看了以后呢，我说这怎么就给当了植物人了？我说不行，我一个月就让他下地走路。

田　原：当时病人什么情况？

王修身：半植物人儿。不能下床，动弹不了，大小便费劲，说话还行，光眼睛睁着。西医当时诊断的是什么病？脑血栓！

田　原：您说一个月就让他下地走路，为什么这么有把握？

王修身：唉呀，这个病我看得多了。他是脑血栓压迫神经了，肢体功能都受了损伤。后来我给他扎针，真的不到一个月就下地了。医院的医生都很惊讶，都心想这怎么回事儿啊？这个老头，怎么就让这个病人下了地了？

田　原：当时这个病人还在住院？

王修身：对，但他是单独住一间，我就天天去给他扎针。全身都扎。一次扎二十多针吧，那针是八寸针，一针扎五穴，一针多穴。有些扎的双穴，还有三穴，还有透拉针，这边儿扎进去，那边儿出来了。那真是，没有钳工的精神不行。

田　原：都扎透了，会出血吗？

王修身：一般不出血，有时候出点儿血，也没事儿。你看我拿二尺长的针，自己扎、自己拉。

田　原：真够神的！这个病人后来治疗到什么程度？

王修身：走路还有点儿瘸，后来我出国了，这事儿就放下了。还是2002年的事儿。现在这人联系不上了，他退休了。

田　原：一般人可不敢这么扎针。

王修身：现在治病呢，蜻蜓点水，就是不管事儿也别出事儿，就是这么一个状态。这种思想不行啊。

田　原：有句话叫勇者无敌。

王修身：效果特别好，但真是要慎重，胆大还要心细。我这些绝技都是很讲究手上功夫的，怎么把握？在自己身上先扎啊！那时师傅教我血轮进针法，真是一辈子难忘啊！师傅是气定神闲地扎自己的眼球啊，我第一次看到从眼球进针，很震惊啊！当时怎么学？师傅就给你一面镜子，看着你自己扎进去，就是这么学过来的啊。

田　原：您现在用的长针有多长？

王修身：最长的有1.2米，还有2尺（67厘米）的、1尺半（50厘米）的、8寸（27厘米）的。

之二/ 偏在禁针处下针，禁深刺处深刺

“有危险，别人都不敢用。为什么我敢用？都是从实践中摸索出来的，实践出真知。我的针法特点就是稳、准、狠。稳，首先自己要心情平稳；准，这个穴位得选准；狠，就是我要下手腕，捻、转、提、插。

这个就是说，在治病的过程中胆大、心细、手稳，这是我的经验。”

1. 扎了这么多年针，发现左手的作用比右手还大

田　原：现在学习针灸，恐怕不会有您这样的学法了吧？

王修身：我啊，最着急的是什么呢？一是后继无人，二呢，是国内的针灸啊，都是蜻蜓点水，不求甚解，就跟水里插稻子一样，插上就完了，不求针感。

田　原：您说的针感是指病人身上要有感觉？

王修身：对啊，必须要有感觉，酸、麻、胀、痛都得有，跟触电的感觉一样，必须要有这个！没有这个，疗效谈不上。作为我们大夫来讲，关键问题就是疗效。没有效果，你说病人家属不着急嘛，病人也着急啊。

再一个就是学校里边讲的东西啊，还是墨守成规，没有新的进展，又或者是没有新的发明、创造，这也不行。要鼓励这些人钻研，这才能站得住脚。

田　原：您说应该钻研哪些方面？

王修身：在实践里钻研啊！你书上是死的东西啊，人是活的呀，要有悟性有天赋，要敢于自己创造、发明，不断发现新问题。很多人扎针都不重视左手啊，我扎了这么多年针，发现左手的作用比右手还大，一来可以找穴位按压，掐穴留痕作为针刺的记号，消毒后手指不用再去摸穴；二来在用长针时可以挟持针体配合右手；三呢，如果病人体位移动时可以用左手矫正，四呢，就是左手几个指头在穴位的上下切循，可以促经气流通，增强疗效。另外，补泻手法和起针都需要左手协作。

这都是很活的细节啊！

田　原：说到钻研，您这六十多年走下来，肯定遇到过一时解决不了的问题，要在自己身上试针的。讲一个印象最深的？

王修身：有啊。我曾经遇到过一个产后受风的患者，用针、用药啊，效果都不理想，怎么办啊，她腿都麻木了，没有感觉。我就琢磨，在自己身上试针，再给她扎，一寸针不行用二寸，二寸不行三寸、六寸、八寸，扎到一尺，才有效了。

田　原：怎么扎？

王修身：穿透了，从阳明透到承山，斜穿过去，这就是透针法。经络舒通了才见效。然后再给她吃一些药，羌活、独活，也是祛风活络，舒通经络的。后来就好了，她的腿就不转筋了。

2. 从身体的禁忌处下针：神阙穴、眼球、舌

田　原：从透针这个角度，您怎么看待人体？您看到一个病人的时候，他在您眼里是什么？是不是就像交通线路一样，四通八达地布满了经络。您看过之后，马上就知道他哪条路堵车了？

王修身：对，是那样。我看病呢，一个是根据实际的经络气血运行情况，再一个呢，就是几十年的实战经验，这个很重要啊。

你比方说腰椎间盘突出，按照西医的解剖学来讲，椎管狭窄，压迫了神经，临床上这是个多发病，怎么解决这个问题？西医就没有太好的办法，只能手术治疗，但是我们中医有个五龙针，就可以治疗这个病。

田　原：五龙针？

王修身：五龙针主要有颈五龙、胸五龙、腰五龙，总的来说五龙针法，主针直刺主穴，其余四针针尖向主针斜刺，引导气血向主穴汇聚。每个人的情况不一样，针法也不一样，中医叫辨证论治。实则泻之，虚则补之，有这么个原则。但是我这个针进得比较深，其他大夫扎针也就一寸或一寸半，我扎三寸半。

田　原：扎那么深，有危险吗？我想很多人就算会用，也不见得敢用，但是有时候越是危险的地方越是有效。

王修身： 对呀，你也有体会了。

田　原： 所谓物极必反嘛，中医用药讲究用药的偏性来纠正人的偏性，也是这个道理。对您来说，用一句时尚的语言来讲就是：好看的在里面。

王修身： 对了。你看糖尿病，现在有多少啊，并发症一个是尿糖量、血糖量下不去，怎么办？就扎神阙穴。神阙穴在史书上都是“禁针”的穴道啊，但扎完以后效果特别好。还有一个是眼底出血，视物不清。就往眼球儿扎，一直扎到眼底，一寸半。

田　原： 眼球？也能这么扎？

王修身： 就往这儿扎，效果特别好。美国有一个牧师，他在网上看到我这个病例。他说他在美国眼科都看遍了，没希望了，问中国有没有办法？我能不能到中国来看看？我就告诉他说你来吧。结果他真来了，他来的时候视力只有一点点，扎了一个月以后回美国了，一查视力，基本清晰了。哎呀，高兴极了。扎针的时候他也紧张，全身出汗，手都攥着。

他回到美国去复查的时候，别人都奇怪，你的视力怎么提高的这么多啊，吃了什么灵丹妙药啊？他说我到中国去，吃了中国的草药，扎了中国的针灸，视力就逐步提高了。医生都认为这是不可能的事情，吃药有可能，在眼睛里扎针哪有可能啊？他说确实就是这样。后来美国的眼科大夫还是有点儿不相信，说请我到美国去，表演表演。我说我不去，你们到我这儿来行。

所以现在的情况来看啊，美国的医学界对中国针灸的奥妙啊，理解不了。

有一个美国的电视台台长，到北京来参加一个会议，他看到我的录像以后，说太奇妙了，我得到中国来拍一个专题片儿，就来了，拍完以后回美国一放，影响特别大，播了四遍以后，群众一致要求还想看。我说你爱放不放吧，我不管了，我想着只要能提高中华医学的威望就行了。

田　原： 您都扎过人体哪些禁忌的穴位？

王修身： 基本上我都扎过。比如说脑海，它控制人体的肢体和语言，不能轻易用，但是逐渐摸索就有经验了，用过以后效果还挺好，就是有危险，别人都不敢用。为什么我敢用？都是从实践中摸索出来的，实践出真知。我的针法特点就是稳、准、狠。稳，首先自己要心情平稳；准，这个穴位得选准，狠，就是我下手快，捻、转、提、插瞬间完成。这个就是说，在治病的过程中胆大、心细、手稳。

田　原：您现在有多少种针法？

王修身：十多种，师傅就教了我三四种吧。因为怕你出事儿，不会教太多，你得在实践中体会啊，实践出真知啊，这个非常重要。作为医生来讲，人家相信你，你给人减轻痛苦，人家万分感激你，不仅本人感激，家人也感激，他的同事都感激。大家都很高兴的啊。

田　原：到您这儿来的都是得了疑难杂症的，是不是特别难治？

王修身：很多病人都很苦啊，说“哎呀，不活了”。我就跟他聊天，说啊，咱们的社会形势越来越好了，社会越来越稳定了，生活水平越来越高了，你要活下去，我帮助你战胜疾病。其实很简单几句话，他非常舒服。我说我这针狠呢，跟别人扎的不一样啊，你能不能接受啊？他说能接受啊，您愿意怎么扎就怎么扎吧。我就下手了，叫声“来了”，他就马上告诉我“来了”，针感来了！

田　原：您扎针的时候和病人之间的互动很好啊。

王修身：哎呀，挺有意思的。我跟每一个病人都有呼应，没有呼应不行。这扎针反应大，强烈的麻胀酸痛啊。

田　原：您用梅花针吗？

王修身：不用，梅花针那就是小打小闹，这是疑难杂症，扎针必须达到目的，不是闹着玩的。

现在扎舌针扎得多，因为脑出血、脑梗塞和脑血栓这些病越来越多，后遗症里边，半身不遂、失语、言语不清很困扰病人，为了解决这个问题，我把师傅教的满医学和舌针结合起来，研究出一个系统的治疗方案，改善舌头的功能。

田　原：在舌头上做局部针刺？

王修身：舌头、全身都配合扎。扎身上的针和常规的差不多，关键是口内舌针，任谁看了都会害怕的。一是扎在舌头上，一是要用8寸长针啊，病人一紧张，舌头一收，就刺不好。所以，我扎舌针的时候不能让病人看到针具，要用手掌盖上他的双眼。然后先用8寸长针快速地点刺舌面4~5次，一定要快，减轻病人的痛苦。要改善说话等功能，一定要深刺三个穴位：发音穴、音响穴和中轴穴。三个穴位都在舌根下，左、右、中。

扎完这几针，病人会吐出黑紫色的血，舌面和舌根红、肿、青紫，这都是为了让舌头获得新生必须经受的痛苦。我们的身体里，有三个地方是生长能力最强的：眼角膜、舌头和皮肤。眼角膜被风沙吹刮，很快能长好；舌头，在吃饭说话时不小心自己咬伤了，睡一晚上觉，第二天就好了。所以说啊，从舌头来治病，本身还是一条捷径。

3. 用串通的方法，把人体的偏差调整过来

田　原：我觉得人体非常复杂，各个器官之间，结构之间啊，像一个小宇宙，可在您的眼中，人体好像就是个交通图。

王修身：是个交通图，又是一个有机的配合。心肝脾肺肾，它们虽然是孤立的器官，但人是个整体，各个器官它有相互依赖、相互依存、相互作用的这些关系。西医的观点不一样啊，西医看牙科就是牙科，看骨科就是骨科，神经科就是神经科，这种方法不对。人是个整体，你把它分割成若干块独立的个体，那不行啊，它不是孤立的东西啊，是不是？他们相互之间都会有影响，你必须整体地、全面地分析和看待这个问题。就拿胃来讲，胃出现最多的问题是脾胃不和了，现代医学叫消化不良，但是胃有毛病了，它会影响到心脏，它会影响到肝脏，怎么办呢？我们不能治胃不治肝，不治心哪，对不对啊？我们都要兼顾起来，它是个整体。

田　原：中医治疗就是调整平衡。

王修身：对，就是这样。面前坐着病人的时候，不管他什么病，你不能针对这个病去想这个病，而是分析他这个人体失衡、偏差在哪一部分，然后纠正他，这个非常重要。你比方半身不遂，一边不能动了，一边就能动，要给他调整过来，就得给他用串通的方法，这个也很重要。

田　原：在手法上，这种“串通”要用特有的针法吗？

王修身：有，透拉针，专门用来串通穴位、打通气血的，我在临床上常用的还有颈椎贯穿法、双腿一针穿透法、曲池穴直通肩髃穴法、腧穴贯通法，见效快，效果好。

在现代医学诊断里，有一种被判为绝症的疾病——肌无力。得了这种病的

人，肌肉萎缩，有的走路走不好，不能跑动，有的手不能拿东西，拿一张信纸也会手抖，还有的人是颈部肌肉萎缩，支撑不住头部，东倒西歪，吃饭也成了问题，喝水也会被呛到。这种病用小银针是治不好的，就得用透拉针，因为它出现问题的经络有很长一段，都需要串通。

前几年，有一个北京的小女孩来我们医馆，她是怎么回事呢？

2000 年，她六年级，正准备小升初，在学校上课间，就突然感觉双腿无力，走不动路了。当天晚上送到儿童医院，一开始是“软瘫待查”，过了一夜，病情就恶化了，胸以下全没了知觉。医院做完各项检查，初步诊断为“脑脊髓炎”，孩子熬到下午，就开始神志不清，生命垂危了。转入重症监护病房抢救后，激素、抗干扰素、抗菌素什么的，全用上了，孩子昏迷了 21 天才转醒，从这以后，就开始全身肌肉萎缩了，上身和手臂都抖得厉害。孩子爸妈为让孩子恢复大脑功能，送她去接受了高压氧治疗，又去西安瘫痪病研究所治疗了一个月。治了一年多，孩子的上身肌肉功能有了很大的恢复，但是双腿的萎缩一直没有好转，长年冰凉。她爸妈偶然间看到中央电视台“医林奇观”节目，那一期是讲我们这儿的，很兴奋，马上就打电话来医馆，问了地址，第二天就带了孩子过来。

她这个病得了一年多，肌肉萎缩，在中医里来讲，气血大亏，光扎针不行，我给她开了方子，先把药喝上，然后每天过来扎针。一开始，那么长的针透刺她腿上的穴位，她一点儿知觉也没有，扎了两个月以后，孩子的双腿开始变粗了，上边的气血通下来了，后背、腰部、开始长肉了，等到腰腿整个儿的微循环好转后，她明显地感觉到腿脚暖了起来，但是呢，还是没有针刺的痛感。又接着治了四个月，孩子的下半身开始稍微有些知觉了。她在我这儿一直坚持治疗，治了有一年多了，下肢一直在改善，扎针有痛感的地方也越来越多，而且，上肢也好转，双手能写字、画画、打电脑，还得拿起绣花针绣十字绣了，孩子的智力也得到了再次发育。

田　原：这种疾病怎么来得这么突然呢？

王修身：孩子的父母也说不出来当时是什么原因，并没有什么突发事件。在中医来说呢，凡病必有因啊，有内因，也有外因。外因就是风、寒、暑、湿、燥、火，内因就是喜、怒、忧、思、悲、恐、惊。七情六淫。这些因素作用于人体，导致身体不适，平衡失调，就会发生病病。至于这个孩子当初是不是在精神上受到什么重创，接触到什么，我们很难再去查证，对于发展到这种状况的病情，只能积极地去平衡它。

田　原：上午这么多人来针灸，您治病有范围吗？哪些病治疗的效果特别好？

王修身：我现在就是来者不拒，没有范围。来的病人尽是疑难杂症，有的都是去了很多大医院看了，没有效果的，就到这儿来了。现在就是看病难，咱们得解决这个问题，人家信任你才奔着你来的啊。想吃药的就开药，不吃药的就扎针。

田　原：谁都不拒绝？有一些医生，为了保晚节，这个病没有把握他就不给看。

王修身：我不能，没有。只要你求到我这儿来了，我就全心全意给你看，一针不虚发。

有的患者说，扎针扎上瘾了，一天不见王大夫，心里就难受，王大夫一给我扎针，我全身都舒服。我考虑啊，可能是我通过针具，通过力道运"气"给他的经络，使其通畅了。经络通畅了，人自然就感觉舒服啊。

4．"现在的学生啊，不姓'中'，姓'西'。"

田　原：听说您现在满世界找接班人？

王修身：现在我真是很想找接班人，因为年岁大了。这个满针医术啊，要想培养到我这个程度啊，一、二百年也不一定出这么一个人。您说就这样丢掉了，太可惜了，对不对？

现在我办了一个班，带了五、六个学生，有黑龙江的，山西的，还有美国来的。但是很难，现在还没发现特别合适的人，学这种针法一个要有悟性，有天赋，再一个就是敢以身试针。

田　原：自己往身上扎八寸长的针，确实很需要胆识。

王修身：对，要有牺牲精神，在自己身上体会了，给病人扎，自己才能知道手下的轻重。我现在教学生，你不扎，我看着你扎，往自己身上扎。我给你扎，你给我扎，就要找针感，没有针感不行。我现在真是着急，后继乏人啊。现在我们的大学生，了解中国传统医学的太少了。今年我要培养10～20个人，他们都学会，那就好了。我现在有个志愿，就是一个城市培养一到两个，一个国家培养一到两个，我就满足了。

还有一个任务，我走之前，要有一本绝技书得留下呀……得快啊！没时间，我这本书写不出来。

田　原：您这身体状况一点都没问题，往哪走啊。

王修身：年龄到了，人人都得走啊。我这本绝技的书已经写到三分之一了，写了十年啊！现在不行啊，老敲你门儿，还有电话，咱先得救命啊，然后才能写东西。我现在就是把全部的精力投入到救命当中去了，解除患者痛苦。另外活动特别多，这儿也找、那儿也找，也得参加啊，你不参加不行啊。这样一来写书的时间就越来越少了。这绝技没有文字记载啊，但它不是玄学呀，你得表述清楚了，你得让别人看了能体会啊，所以这个就有点难度。

我着急啊，咱们现在的学生啊，不姓“中”，姓“西”，学的“中”就只是抄中医的药方，这不行啊！

田　原：您的孩子都在做这项工作？

王修身：没有。他们小的时候，我被批斗，是反动学术权威啊，孩子们哪里还敢学这个呢？文化大革命那会儿，我天天挨斗，孩子说，恐惧，看我爸爸这样子就没敢学……后来，他们年纪大了，时机错过了，就很难全学下来了。现在就是一知半解的，那不行。

那个时候我在北京中医院，为国家领导人的健康做工作，后来改革开放了，国务院有个文件，说有一技之长的，可以申请自己开业，解决群众看病难的问题。我就写了报告申请辞职，批了，我就自己开了一个针灸诊所。

田　原：您现在都怎么教学生？从入门开始吗？

王修身：我没有时间教那么多常规的东西，就教他们绝技。什么叫绝技？外边没有，我有的！眼针、舌针、透拉针、五龙针等等啊，不教他一般的。因为时间不允许啊，年龄不允许啊，讲大课形式的不行啊。你想先教一两年的针灸学啊？等不及，就得学绝招，有几招你都得接住！学会了，用上能治病，就行了。得快啊！我都这个年纪了……我着急呀。

上午开门诊，我在临床给病人针灸，他们在旁边看着；下午我讲课，完了以后呢，他们互相针灸，亲身体会，我在旁边看着。只有这样他们才学习、消化得快。

田　原：先观摩临床，再讲理论，然后再实践，发现问题，解决问题，和正规大学的教育方式的确不同，这是您的王氏绝技快速成材法。可是这样学起来似乎很突兀，不难吗？

王修身：不难。他们都下了恒心，都想学点儿东西，那种精神特可嘉。

5. “报上说中国的针灸在走下坡路，我看了以后，哭了一个礼拜。”

田　原：您是什么时候开始把这些绝技公布出来，开始带徒弟的？

王修身：80 年代吧。我原来呀，就是闷头干，心想啊，比我强、比我高的人有的是，后来才发现不是那么回事。中国 2000 多个针灸大夫，真正很厉害的，没有几个。后来世界针灸大会在北京召开，3000 多个针灸大夫，我去看了，一个绝技也没有，我一看着急了。我原来想着就干自己的吧，这到会场一看，我就着急了。

这样的情况，针灸这样发展下去……可怕！特别我又看了健康报的一篇文章，说中国的针灸在走下坡路，我听了以后，哭了一个礼拜，唉呀，中国针灸几千年的历史啊，怎么会走下坡路呢？我就很难过，非常痛心。我要把这个针灸拿出来，就我这一套绝技，别人没有啊！我坚守了五、六十年，一定要把它传下去，让它走向世界，轰动世界！

田　原：现在您基本上做到了。国内外大小媒体都竞相采访、报道您，很多地方邀请您去讲学，上海大世界吉尼斯总部也记录了您的“临床使用最长的针灸针（长 1.2 米）”，国家邮政局发行了您的“世界杰出人士肖像邮票”……您和您代表的中华绝技真是传扬海内外了。

王修身：还不行，差多了。弘扬的真正目的是让更多人学，更多人会，才能真正把针技传下去啊。就我这个绝技传承的问题啊，我给胡锦涛、温家宝、王岐山、王国强都写过信啊……

养生心得分享
“得有恒心，你不坚持，一懒惰，疾病就来了。”

田　原：您对养生保健有什么好心得告诉大家？

王修身：我每天早上四点起来，练练功，强身健体啊，用这个（钢丝掸子）打身体，非常舒服。

田　原：用这个？一大把钢丝啊，疼吗？

王修身：非常舒服，每天早上按照经穴全身打一遍，促进血液循环。

田　原：您为什么要把这个做成这样一根一根的？直接用一根木棒不行吗？

王修身：不行，一根没有弹力。这样一把束起来的钢丝打下去，会散弹起来，非常轻松。每天都敲，一般半个小时，健肾强脾。肾阳易衰啊。

在饮食方面，早上吃半斤山药、两个鸡蛋、一把菜。把山药去皮去刺，做成馅，锅里煮熟，加两个鸡蛋，加一把菜，健脾养胃，固肾，我感觉效果很好。中午就吃点饭或一个馒头，吃点鸡肉或者猪肉，炒点青菜。晚上呢，就煮点粥，小米粥、棒渣粥，加点白薯。我吃豆腐脑就是改善生活，现在也没什么大毛病。

晚上十点，看完新闻就睡觉，早上四点就起来，每天坚持。这也是恒心，你不坚持，一懒惰，疾病就来了，勤奋以后还能抵抗疾病。

可就是有一点，一天不看病我心里就难受，这是我最大的乐趣。看到病人好了，他高兴，我也高兴。我的乐趣就是为别人服务，别的没有。那时候不管黑天白天啊，（病人）一叫我就走……一般都是急救情况，我外祖父从小就告诉我，你一辈子不能沾烟酒，对病人不好。你想，急救的时候，病人来你得救命啊，一针下去，不能出问题啊，这项事业就不能喝酒，要时刻保持清醒的头脑，容不得丝毫马虎大意，人命关天，要慎之又慎——抽烟的味儿特大，熏人，而且对病人不好，所以一辈子不能吸烟。这辈子，我总结了这么三点，一个是学，一个是钻，一个是攀。学是无止境的，我学了五、六十年了，还是不行，还得学。

养生窍门分享

钢丝掸子拍打器

通过拍打穴位，达到健身强体、养生益寿目的的方法，已有数千年历史。过去是自家养生之道，较保守不外传，自家人锻炼，目的是促动血脉，通畅经络，增进血液循环，调整阴阳平衡，达到健身强体、延年益寿的目的。这种拍打方法，易学、易练、易懂，奥秘无穷，其益无比。

这种方法，过去是就地取材，利用“荆条”捆制而成“拍打器”，因易损坏而不能长期使用，解放初期改为“竹板”捆制，也易脱落。到了50年代初期，经与钢铁厂洽谈，改用“不锈钢丝”作原材料，重新设计研制，经久耐用。

这种拍打穴位的健身方法，幼儿、青年、壮年、老年都可运用，只是拍打器的长短、重量有别。少儿的短一些，重量在1市斤左右，青年人可用3市斤左右的，成年人可用4市斤的。初练时力度要轻，轻轻拍打周身穴位，逐步加大力度，持之以恒，对身体有百益而无一害。

具体拍打方法如下：每一穴位必须拍打32次（4个八拍），节奏要稳，不可忽快忽慢。

1. 头部：印堂穴、神庭穴、上星穴和百会穴

预备姿势，直立身体，双臂放下，右手持拍打器，自然下垂，左腿向外展一步，双肩与地面平行，双手持拍打器，逐个穴位拍打。

主治：神经官能综合征，头痛、头晕，抑郁症，精神失常，头脑不清，记忆力减退，视物不清，眼底病，神经衰弱，美尼尔氏综合征，高血压、脑血管硬化症等，可促进脑微循环。

2. 颈部：风池穴

右手持拍打器，拍打左侧风池穴；左手持拍打器，拍打右侧风池穴。

主治：颈椎综合征，头晕，头痛，肩背酸痛，手麻木，咳喘，失眠，记忆力减退，半身不遂，肩周炎等。

3. 肩部：肩髃穴

主治：肩周炎，麻木，肩关节酸痛，脑血栓，脑梗塞，脑出血后遗症，偏、正头痛，眩晕，耳鸣，肌肉萎缩等。

4. 手臂：曲池穴、手三里穴、外关穴、合谷穴

曲池穴主治——肘关节炎，疼痛，麻木，上肢半身不遂，腹痛，吐泻，神经麻痹，周身酸痛，网球肘，风湿病，肩周炎，肌肉萎缩，肌无力等。

手三里穴主治——面部红肿，牙痛，上肢半身不遂，肝胃不和，脾胃虚，胃脘疼痛，腹痛腹泻，消化功能紊乱，胃溃疡，慢性胃炎等。

外关穴主治——心脑血管供血不足，心悸，心慌，咳喘，气短，早搏，乏力，胸闷，烦躁，易怒，气血亏，失眠，盗汗，四肢冷凉，风湿性关节炎，肿胀，心肌炎，冠状动脉硬化等。

合谷穴主治——偏、正头痛，头晕，牙痛，咽喉肿痛，多汗，耳鸣，耳聋，脑供血不足，降压，面神经麻痹，中风，口舌生疮，癔病，抑郁综合征，上肢半身不遂，双手指麻木，风湿病，妇科月经不调，痛经等。

5. 腰部：肾俞穴

主治——腰肌劳损，骨质增生，泌尿系感染，肾炎综合征，肾虚、亏，阳痿，早泄，尿毒症，水肿，月经不调，闭经，痛经，不孕症，腰椎间盘突出等。

6. 腿部：环跳穴、风市穴、阳陵泉穴、足三里穴、阴陵泉穴、承山穴

环跳穴主治——坐骨神经痛，腰椎间盘突出，椎管狭窄压迫神经疼痛，半身不遂，麻木，关节炎，股骨头坏死，腿肚转筋，下肢凉木，肌肉风湿，肌肉萎缩，功能障碍内翻等。

风市穴主治——大腿肌肉麻木，乏力，站立不稳，肌肉风湿，中风后遗症，肌肉萎缩，关节风湿，抽痛等。

阳陵泉穴主治——关节炎，骨质增生，半身不遂，肌肉萎缩，风湿，麻木，抽筋，膑骨软化，膝脱节积液等。

足三里穴主治——消化系统疾病，肝胃不和，腹泻，腹痛，胃溃疡，便秘，丹毒，高血压等，并能保健周身。

阴陵泉穴主治——膝关节炎，骨质增生，膝关节积水，肿胀，疼痛，痛经，闭经，不孕症，麻痹，腿肚抽痛，抽筋，遗精，遗尿，前列腺炎，半身不遂，肌肉萎缩，风湿，温毒，静脉炎，下肢血栓等。

承山穴主治——半身不遂，腿肚子转筋，肌肉风湿，关节炎，神经元病，腰椎间盘突出，腰腿痛，丹毒，便秘等。

7. 腹部：气海穴、关元穴、中极穴、脐下（丹田）

主治：腹痛、腹泻，疝气，水肿，泌尿系统疾病，遗尿，痛经，闭经，月经不调，小腹寒冷，不孕症，阳痿，早泄，前列腺炎，内分泌紊乱，四肢酸痛，产后受风，阴痒，肌瘤，月经过多，崩漏或淋漓不断等。

8. 背部正中：从肺俞穴一路往下，拍打到胃俞穴

主治：颈椎综合征，胸背疼痛，脊柱炎，肩周炎，头晕，头胀，颈疼，双手麻木，记忆力减退，耳鸣，耳聋，恶心，胸闷等。

选自《神针王满医传人王修身》

结题语

关于“神”与“绝”的修为

《满医传奇》里记载了王老的一个故事：

有一天，诊所来了一位花甲老汉，躺在床上正欲接受针灸治疗。突然，胸闷不适，腹似翻波，喉咙作痒，瞬间，顿见呕吐如泻，食物残渣兼血，猩红狼藉遍地，污秽难闻。

本在室内静坐的一精神病患者，因被老汉突如其来的呕吐残渣，污染了少许衫角而面色大变，口中振振有辞，四肢手舞足蹈，继而躁妄砸物，不避亲疏。

门中的玻璃窗被击成四分五裂，窗台的花盘也被砸掉了，王老儿子的银龙鱼缸也碎了，鱼也活不成了。患者还呵呵大笑，连连拍手。候诊者退避三舍，在床上扎针者无不惊骇万分。王老的儿子按捺不住怒火，朝病人家属咆哮：“我们这里不是疯人院，你们快带他滚出去!”王老听了儿子的话，一下子也火了，大喝：“是你给我滚出去!”一边怒斥，一边还狠狠地朝儿子踢了一脚。“我的病人，就是我的客人！我不允许任何人指责他们，他们在病态下做错事，是不应该受到指责的!”病者的家属见大夫竟为呵护病人怒斥亲儿，感动得热泪盈眶。

王老说：民谚有“良言善语数九暖，恶语伤人三伏寒”，医者要有父母心。

好的医德才能承载好的医术。

针，已不仅仅是王老的得力工具，它们和老人融于一体了，获得了精神的滋养。

王老的成才历程表明，临床的胆识来源于两方面的积累，一是敢于拿自己开刀，实验、体悟；一是反复实践、思考、总结。没有对病人生命的珍视和敬畏，无法做到；没有对自身道行的苛求和自省，更无法做到。

采访过后，我们一直在思考这样一个问题：绝技，每每令公众甚为叹服，却为什么找不到传人？传人，是血脉，是传承的载体，是首要解决的问题。

有关于王老的报道并不少见，却往往喜用“表演”二字描述王老的绝技，将此医术仅当医技来理解了，多少有失偏颇。再者，有多少人能达到王老招收弟子的条件呢？一个就是“敢以身试针”！自己尚且没能试透、悟透，又怎能莽撞施于病人身上？现在，医患矛盾被日益夸大，医患关系被对立化，多少医生但求明哲保身尚且不能，谁敢用此“警戒线外”的冒险疗法呢？都怕惹祸上身，都怕医疗纠纷……渐渐束手、墨守陈规。为什么以前的“白衣天使”今天被称作“白衣杀手”、被妖魔化？医疗纠纷日渐白热化，跟医疗事故管理条例等相关法规的出台是否有关？缓解医患关系和保护双方的方法，是律法的进一步细化明晰吗？

老子曾说：“法令滋彰，盗贼多有。”

对这句话，南怀瑾先生从过于倚重法制的流弊方面来分析：一个社会法令越多，犯法的人越多，法令规定越繁，空隙漏洞毛病愈大，有的人要做坏事之前，先去找法令的漏洞做根据，做出来的坏事就变成合法的，法律不能制裁他。法规定了，有时反而容易作假，真正会犯法的人，都是懂法的，法令对这种人毫无办法。

反观医疗领域，正规的注册医生，因为畏惧出错而不敢随心开方，病人因此得不到正确的救治，反生抱怨，医者愈加谨小慎微，小心翼翼。江湖游医见缝插针，诱人就医，害人性命。长此以往，医事何以为继？

还有什么缘故呢？世人对人体、健康、疾病的认识有误，对医疗行为的风险性认识不足，对医师的期望盲目过高。自我保健不足或不正确或根本忽视，就医不及时或不当，导致病情迁延，发展到疑难重症，走投无路才遍寻其医，来尝试这种看似痛苦无比，实则有惊无险、疗效神奇的针灸疗法，故而此法流传不广，受众有限。

中医、民族医的整个生存和发展环境，需要各行各业人士的共同关注、共同改善。

（本专题责任编校：王洋）

沙龙直播室

中医，每一刻都在生长，一个个专题报道，遇到不同的观者，像种子在不同的土壤播下，呈现多彩生姿。很多时候，它会结出我们意想不到的硕果。

为了传递更多鲜活的观点，让中医报道“直播”起来，与大家的生活同步，我们设置了“沙龙直播室”，不定期地邀请嘉宾，对一些热点话题进行二度、三度，甚至四度探讨，深入内核。

《田原对话中里巴人》是一部即时性的长篇访谈，我们将陆续连载。

继第二辑推出长篇访谈《田原对话中里巴人》连载之一《“求医不如求己”幕后一日游》后，这期我们的话题将从第一辑的《以泻为补，通养全身》专题基础上展开，在中里以身试药之后，让我们来听听他的独家见解。

长篇访谈《田原对话中里巴人》连载（之二）

中里巴人的“药之道”

讲述《求医不如求己》幕后故事
还原一个真实可感的中里巴人

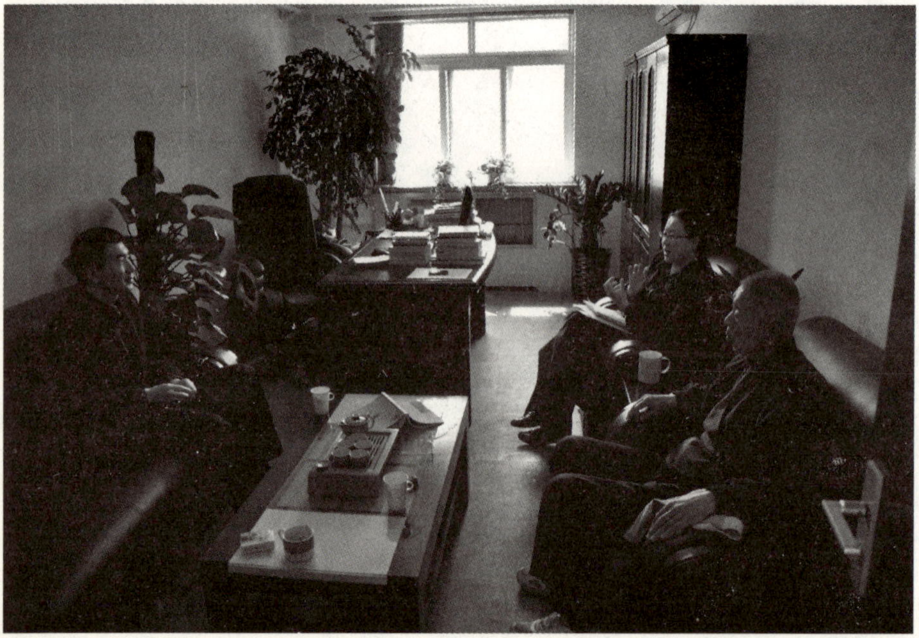

田原、中里巴人与热心读者对话现场

春节前的一天，中里巴人忽然打来电话，说他刚看完《中医人沙龙——民间中医绝学专号》，对其中的“以泻为补，通养全身”、“子宫好，女人才好”两篇文章很有感觉，尤其他们的用药之道，很多见解中里都有体会，与他的“自愈”理念相通。所以希望见上一面，喝点茶，好好侃一侃“药道”。

其实，药是什么？不是医药的药，也不是中药、西药的药，“药”就是一把钥匙，用这把钥匙打开人体之门，打通痼疾的滞碍，激发和唤醒人体自愈的本能，达到“通”养全身的目的。这就是“药之道”！

你找到这把“钥匙”了吗？

人物档案
中里巴人

中里巴人，本名郑幅中，幼年练习武术，师承父亲，练习道家导引养生功法，后又研读中医经典，并根据自己对人体经络的切身理解和体会，著写了《求医不如求己》系列。

时至今日，中里巴人及其《求医不如求己》系列，在各大书店的排名榜居高不下，中里的名字被国内外千百家媒体报道，亿万人聆听并接受了他倡导的关于“自愈”的健康理念，为广大读者带来了福音。

突破千万册的畅销书记录，及其所引发的保健养生大潮，使中里巴人成为这个时代一种不容忽视的社会文化现象。

我们关注这一现象，并通过我们的视角，展开关于生命和健康的另一个维度；通过我们的对话和文字，解读一个现实生活中的中里巴人。

人生随缘，朋友之间、医患之间都需要缘分。因此中里巴人最心仪的一句话就是：寻找有缘人。

如果你能得到这份缘分，那么，你有福了。

采访现场

对话中里巴人

时　间：2010年12月6日

地　点：北京中里巴人办公处

对话人：田原 中里巴人

电梯无声无息地滑向空中，停在了十楼。

开门的是一个年轻女孩，气质优雅，脸上带着微笑，让人感到温暖。

助手将我们迎进门后，中里巴人笑着和我们打了招呼。他穿着一件灯心绒的红褐色西服，里面是高领的套头厚线衫，依然是他招牌般的利落短发，依然是低调的、有感染力的，而又自信的微笑。

“很乱，没收拾，别在意啊。”他指着办公室，一边领我们进会客室，一边说。

这是一间现代公寓式的办公室，有绿植，有形式简洁明快的办公桌和书柜，一切都简单、务实，同时却也透着那么一阵清幽的优雅和温馨。也许这与房间里随处可见的一些色彩鲜艳的小摆设有关系，也许是受了整个高档社区的品质氛围影响。熟悉北京老外圈子的人都知道，这种SOHO风格，更像某海外媒体的驻华办事处。

窗外是某静谧的社区，不算大的办公处只有两个女孩，同样恬静，让人进门后便心情大好，转归内在，不想再去理会，还有何种惊天动地之类在窗外上演。

进入里间会客室，墙上挂着一幅书法，内容是《金刚经》中的某一品，正对着中里巴人自己的座位，自然让人想起他经常念叨的那几句经文：“应无所住，而生其心。”能想象到，他每天便是坐在这里，长久地面对这镜框中的无限天地，更不由得让人揣测他内在里，咫尺镜天，多年以来究竟仍有何种心灵护持？

你无法将这样一种空间轻易归类。你几乎只能用“状态”这个词来指涉——它和中里巴人都处在某种状态中。是不是可以这样说：中里巴人，是一个极其注重自己的“状态”的人，他的语言，他的眼神，他的动作，都在状态里，自在自得，不求改变，一任外界风生水起，镜像般地起伏脱落。

他的这种状态，可以轻松影响到身边的人。

这应该——用流行的话说——就是一种气场吧。

谈话间，他变戏法般拿出了一盒巧克力和我们一起分享。嗯，味道很不错。我们坐在沙发上，聊天，喝茶，吃巧克力，身居闹市，却如同在郊游一般的心境，恬淡，清静致远……

不知为何，和他面对面聊着，竟然会让人想起林少华来访时的村上春树。嗯，的确是有三分相像：同是在一间不大的事务所和工作室里，但话题却直接切入一些事物的核心，令人赞叹；同是属于中年人的一张脸，但眼睛在沉静中却有轻松的、甚至带点孩子气的光彩。

另外一种相似，便是所谓“起身赴天涯”的开阔、从容和淡定。中里的双手温厚，里面空空。在谈笑间，却让人有“这双手掌握着千百种奇妙工具”的错觉。转念一想，很快就恍然了：手里的确是空的——都在脑袋里呢！

面对这样一个好像随时准备着前往任何一处风景的人，会让人产生这么一种想法：智慧就是铺盖，就是盘缠，就是手杖。

我们曾访谈山东莱州的一位中医人。初步探讨了他给大多数病人配制的神秘药丸——这些棕黄色的小丸药，羊粪蛋大小，病人服后，胃肠中就有如一台洗衣机洗开了，接着排下大量水便，泻下许多黑色、黄色的“陈年杂物”。宿垢不除，清阳不升，这些垃圾是导致身体出现问题的罪魁祸首。

后来，与中里在电话中聊到这个专题的思想，中里主动提出要以身试药。

于是，生发出了今天的对话——

1. 大肠寒堵——温热的药力量不足，只会弄巧成拙

“这个秘方丸药为什么棒呢？它不是说一点一点地用热气来温化您的寒冰。不问寒热，我就给您通出去。”

田　原：试过小丸药后，有什么新鲜体会？

中里巴人：这个药很厉害啊，秋风扫落叶一样，扫荡身体里的积垢。对于身体的积垢，我觉得在过去并没有太好的处理办法，甚至还纠缠在一个是寒是热的流派争论上。

我体会啊，热是在肝和心脏，心火、肝火，这是热。而寒的地方，是在六腑里面。

田　原：上热下寒。内经里说“六腑者，传化物而不藏，故实而不能满也。”您说寒在六腑。为什么会这么理解呢？

中里巴人：实际上人体为什么会表现出寒和热呢？底下的小肠和大肠越有寒，上面就越热，原因是热被隔绝了。这个热本来是要全身周流的，上面是上头面，下面是下到脚去，如果下面是一片寒水的话，它就把往下走的热气给隔绝住了，使得这个热只能往上走。有的人下面也没感觉到寒，但是他下面的血液循环就不好。

田　原：也有查询过一些人，很多人大便不好，就有伴随小腿发凉的表现。大便干燥本身就是下寒的表现吧，就是没有力量下排，这可以理解为上下不通。

中里巴人：对。温阳派也好，火神派也好，它这个温热药实际上是温化哪儿的呢？它是温化肠道的。像附子这些东西，实际上它走不到肾那边去，根本就走不到，就是在小肠、大肠那块儿就被截住了。那种热啊，实际上就等于投入到一片冰海里面去了，一点一点在那里化，所以就要大剂量走才能有一点效果。

这个秘方药丸为什么棒呢？它不是说一点一点地，用热气来温化您的寒冰，它是直接就给您打碎了排出去，不问寒热，我就给您通出去。

田　原：类似清除积雪一般，我通通给您铲除了，完了之后几下子排出去。

中里巴人：这是最厉害的。您要温化它，一是您温化的速度不如您积寒的速度快，而且有一点热的东西进来，您温不到下面，它在上面就堆积，堆积在上面就热啊，心脏受不了，肝也受不了，反而是助火了。等于这药没温化在寒冰上，温化到肝和心脏上了，等于这地方本来火就大，所以为什么说有人一吃这附子，马上这地方火就煽起来了？他身体有寒，可是它补不到寒那儿去。当然，也有关键的剂量问题。光靠“热药凉服”也不能解决这个问题。

田　原： 的确是剂量问题，常人用几克，十几克，几十克，而李可先生用到几百克，这个力度没有可比性。

我的一位朋友是风湿病患者，平时就有些腰疼、怕冷，听说吃桂附地黄丸可以治疗手脚冰凉，就每天早晚都吃一丸，可是吃了半个月，就没法子吃了，因为每到下午眼睛就通红，还火辣辣的。原来他们认为是虚不受补，实际是他体内的寒气太大了，附子的“小火”没法子融化他体内大量的“寒冰”。那火就温化到了肝，肝主目，它的眼睛才会火辣辣的。不过，今天您说“寒凉在肠”，这个观点鲜有人说。

中里巴人： 因为大肠这条路啊，太长，曲径通幽。这一块积攒的脏东西太多，只要脏东西积攒一堆，这地方就缺乏新鲜血液的供应。

田　原： 缺乏新鲜血液供应的地方是没有生命的，没有温度的。大肠传导糟粕的功能也会失常。

中里巴人： 对，越来越没有温度。等于是一些泥啊，脏东西啊，宿便啊，水啊，这些东西堆在那边。

田　原： 一直以来说小肠可以“化腐朽为神奇”，它似乎也需要这种腐败的东西。

中里巴人： 对。化腐朽为神奇是在小肠这部分，但是小肠是堆积不了那么多脏东西的。小肠是一个分化的过程，它把一部分营养精微给送到肾上去，变成血液了，经过过滤，气血就在小肠那块分化，也分成两部分，一部分变成小便，一部分从大肠中出去。大肠输送的是有质的东西，小便是溶于水的东西。小肠本身一般来讲是堆积不了那么多脏东西的，堆积脏东西更多是在大肠那一块。您看猪大肠，味道那么臭。

实际上，肚子里有三浊：浊气、浊水、宿便。浊水只要通过小便出去就成了。但是一旦不通过小肠走了大肠了，这浊水就不能再通过小便出去了，只能通过大便出去。有好多腹水的人，他的腹水是不能通过小便走的，它只能通过大便出去，它走的全是大肠那一条路。过去说什么“热结旁流”，实际上也无所谓什么热结旁流，就是这块儿堵住了，脏东西啊，污浊的东西啊，走大肠了。所以，最后形成的腹水都不会从尿上出去了，从尿上出去的不是腹水的东西了。有时候您吃速尿会撒黄尿，但这跟大肚子里的腹水没关系，只是把腿上堆积的那些水又重新循环上来撒出去。身上那些需要排出去的浊水并没有排出去，还在大肠里面。通过通大肠的方法，就出去了。

我感觉非常棒。棒在哪儿啊？就是从利水来讲，不能光走一个膀胱。尤其已经形成大肚子的，那个膀胱通道已经不通啦。您还从那个通道排水，就错了。

田　原：一直想利小便，反治不好，思路有问题了。

中里巴人：因为那块儿它已经不通了，您再利它也没有用。它那块儿，已经标志“此路不通”，您就让它从旁门左道走就成。

田　原：也就是说，一旦出现腹水了，就说明小肠这块儿出现了问题？小肠和膀胱之间的联系就中断了？已经有腹水的人，利水不能只靠膀胱。

中里巴人：对。您看大肚子的那些人，有的人也是能小便的，但是肚子还是越来越大，为什么呢？就是有一半的水分是不走膀胱了，一半水分他是走大肠的。走大肠那块它又不能从大肠那块儿排出去，又形成一种便秘，要真正腹泻排出去也行啊。

所以，实际上他是在大肠那边有个结点，指不定是在哪块儿压着它。

2. 回归肺脏

“《黄帝内经》中的《灵兰秘典论》，它上面第一个说的就是君主之官，然后马上就说的是相傅之官，后来我一看，‘肺为相傅之官’，提到那么高的地方。历代医家都是从有形来治了。心脏的功能属于形而上的东西，大家不会直接就往这儿看，关注在有形上也就不可能考虑到肺上了。”

中里巴人：另一方面呢，有的人不是结点的问题，是上面的中气，从肺上吸的气不足。为什么说这个呢？我觉得肺的力量您可以给它调动起来。您要说从脾胃这块儿来调动啊，实际上从脾胃来讲它是一种消耗，有时候您看这人虚弱了，赶紧吃点好的，补充营养。实际上人虚弱的时候是不怎么能吸收这些东西的。您要吃好的，它反而是增加负担。吃好的不行，就连吃点儿容易消化的，对于马上增长气血来讲，也只是一个维持，并没有真正的帮助。实际上这时候真正需要的一个动力在哪儿呢？在肺上，肺气。

田　原：肺与大肠相表里。从大肠的角度返回来看到肺的问题了。

中里巴人：肺是心脏之外的第二大官，它甚至比肝还重要。这个东西我是从您的书上得到了启发，虽然过去朦胧中也有过这种感觉。因为我一直困惑，《黄帝内经》中的《灵兰秘典论》，它上面第一个说的就是君主之官，然后马上就说的是相傅之官，后来我一看，“肺为相傅之官”，提到那么高的地方，“治节出焉”，那么高，好像用不上。您说从经络上怎么用啊？还是从脏腑上怎么调肺啊？直接让您吃什么补肺、增加力量？这样的理论没有，都是脾胃论。从《黄帝内经》上来看，其实它是想昭示一个，肺的重要作用，是很高的。

田　原：历代医家，几乎没有人把“肺为相傅之官”放在一个很重要的位置，大家都认为“脾为后天之本，肾为先天之本”。实际上，我们如果考虑，或者实现从肺这块儿入手，那会怎样呢？

中里巴人：我觉得多数都是从有形来治了。“脾为后天之本，肾为先天之本”，说这话的人是明代的李中梓，他在《医宗必读》上说的这么一句话。在他之前的医家也没这个意思。历代医家，我觉得只要是从看病的角度，而不是从“强壮”这个角度来看，是看不到肺的这种力量的。不是说“肺为嫩脏”嘛，好像肺一般是受别人保护的，一般什么疾病都不会波及它的，好像肺自己没有什么。一般都是去调肝，通肝理气，然后增加脾胃的动能啊，老想着脾胃能力多了气血就多，肝脏的能力多了，疏肝解郁了，人的各种东西也就都有了。一般讲的肝就是“罢极之本”嘛，人的精力都是从那块儿走的，而且它又属于将军之官，给人一种功能很强大的感觉。脾胃为仓廪之官，觉得要想储备能量，就从这儿来补。

那相傅有什么用？宰相有什么用？其实宰相我是管您仓廪的，管您将军的。我来给您调配，不是说皇帝——心脏，给您调配的，皇帝是不管这事的，是属于无为而治的。真正的事也是臣使之官——心包（膻中）在管，心主神明，心为清虚之官，它不管这些事儿，但它下面有管的，必须要让我保持清虚的状态，不能让我混乱。“主明则下安，主不明则十二官危”，所以，心保持在一个不恐惧、不忧虑、平等、安定的状态，这工作就算正常了。

大家治病的时候，直接就考虑到有形的东西。心属于形而上的东西，大家不会直接就往这儿看，关注在有形上也就不可能考虑到肺上了。

田　原：思维还是习惯于关注有形的，看得见的。您这样一说，我就想不出来，关于肺脏的养护该如何去做了。

中里巴人：就像咱们国家这两年的调理，也许您觉得说，好像都是慢慢地化解了，为什么？就是因为上面提出了两个字，“和谐”。其实和谐这个东西很虚啊，但是落实到下面很实。所有的东西都符合和谐，我制定法律什么的都讲和谐。和谐的能量其实是最大的。

实际上，中医治病的时候也需要这么一个东西，您总的力量是什么？如果您总的方向没有，结果就是很散乱元章的。比如过去没有“和谐”两个字，更多的是国家治理的“方案”，怎么协调就是个问题了。所以，上面的总思想是最重要的，大家现在抛开这个了，等于是各自在治各自的病，上面没有总的原则，我也不管上面是不是有什么总的和谐精神，只要下面谁谁犯法了，我就该治的治，都是各自为政，其实如果有一个和谐的共则，等到犯法的时候，我治理他的罪的时候就自然会考虑到更为人性化的东西。

田　原：说得好！

3. 流派之一叶障目

“《黄帝内经》上说得很对，后边给乱解释，开头是大道，给解释成小路了。人家岐伯不是说了嘛，‘无问其病’，就是别给我分那么多派，‘以平为期’。人说的都是大道，您非得弄成小的。滋阴也好，扶阳也好，全是小路，您哪能把人给肢解开啊？脾胃论也是肢解。”

中里巴人：所以，为什么治病会有各个门派呢？或者有的把眼光看在脾胃上，有的看在肝上，但是总的态势不看。

田　原：几千年来，似乎把中医的理论越发的“细化”，这也许是最大一个西化的问题。

中里巴人：为什么说中医里面的事儿，几千年来弄不清楚呢？只缘身在此山中啊。各个门派啊，比如滋阴派、火神派，全是这样各占山头的。

其实最早的时候人家并没有说错，《黄帝内经》上说得很对，后边给乱解释，开头是大道，给解释成小路了。人家岐伯不是说了嘛，“无问其病”，就是别给我分那么多派，“以平为期”。人说的都是大道，您非得弄成小的。滋阴也好，扶阳也好，全是小路，您哪能把人给肢解开啊？脾胃论也是一种肢解。

田　原：今后中里巴人会提出来一个从正气派。

中里巴人：不是我的流派，古来就有。《黄帝内经》上就是这么说的，只是后来人的理解有问题。《黄帝内经》说的是大的东西，您给理解小了。这就是为什么我们要从根源上找这个东西，您不能说从《景岳全书》、《本草纲目》去找啊，看的全是支流。

从支流看就是一叶障目。您就从原经上去看，而且看原经不能断章取义，光按照您的理解去看，按照您的门派来看，让原经为您所用。

一开始有门派之争，那就完了。您是滋阴派，老守着朱丹溪，“阳常有余，阴常不足”，没完了。可能他周围的那些人确实是那样的体质，但这只是一个“物以类聚”的道理。比如说张悟本，因为他自己是热性体质，他就肯定老碰到热性体质的这些人；马悦凌，她本身是寒性体质，她周围的人百分之九十九都是寒凉体质。所以，您不能用自己的那种感觉去把人的体质分成寒凉的、湿热的，自己本身就容易套在里面。您再多接触外边的一些人，就未必是这样了。

这个秘方很厉害，我不管您的寒热，我全给您通出去。脏东西全通出去，您的寒和热就都没有附着点了。大肠通畅了，肺气自然轻松了，新鲜血液开始周流，而不是用药来暂时维护我，唉，寒点儿吧，热点吧，那您这个药得吃到什么时候去！

田　原：实际上辨证论治这个理念没有问题，就给弄得很小道化了。这种方式永远在肢解问题，您寒了我就给您热点儿，您热了我就给您下一点寒药，这不是就跟西医的思维一样了吗？

中里巴人：现在理解的辨证论治就是有问题的，证型越分得细，那就是越系统化，越割裂，越有问题。本来就一条路，您分成八个小路，每个人钻进小路就不出来了。

只是用中药来替代了抗生素而已。“对症治疗”本身就是错误的。

4. 心有“能”，待触动

“让血液开始周流起来，这就是心脏的一个有形的能量。咱们如果把心脏比喻为一个‘能’，肺往下输布氧气就是‘量’。心脏这个‘能’是看不见的，就是说人凭着一种精神活着。但是，有的人您就发现，他气不足但精神很好，也能干好多事，这就是有‘能’没‘量’。”

田　原：试验了这个药以后，您现在反过来关注肺气的重要性了，您是怎么把它们两个连在一块儿的呢？

中里巴人：这也是我一直困惑的问题，这次试验加强了我原来的这种感觉。

原来我觉得，肺应该是比较有劲儿的，但是肺为什么没劲？为什么没有真正成为相傅？好像还不如一般的官那么大了。现在明白了，是因为有干扰，有好多地方在妨碍它发挥功能。究竟是什么在妨碍它施展才能呢？

本来它像一个大风箱一样，把气吸在口中吸足了……但是，它现在吸不足！这个可以找到任何原因，我们先不说。还有一个呢，它吸足了以后把气用在什么地方？它吸足了以后是要给身体一个能量，让身体开始运动起来，让血液开始周流起来，这就是心脏的一个有形的能量。咱们如果把心脏比喻为一个“能”，肺往下输布氧气就是“量”，心脏这个“能”是看不见的，就是说人凭着一种精神活着。但是，有的人您就发现，他气不足但精神很好，也能干好多事，这就是有“能”没“量”。

“能”由谁来主宰呢？心脏。能，就是拉的弓，弓拉得满，即便箭不行，也能射得比较远，为什么呢？就拿射箭来讲，真正靠的是弓，弓强了，才能把箭射出去；弓不行，箭再好，没用，永远都没有劲儿。所以说，人如果心力不足的话，您想法再好，也是行尸走肉。心气儿不足就全完了。

田　原：回到现实层面上，也就是说，人的精神是最重要的。所以董草原就提出来治癌症要先治精神体，他是个高人。

中里巴人：高人！美国一个医家也研究这个问题了，说如果能刺激心脏分泌出一种激素来，95%的癌症可以在一天之内就消灭了。所以，关键是您怎么才能调动它，这是一个通道的问题。这个“能“的力量太大了。

田　原：但是，我的体会啊，董草原治好的那些患者，八个字：洗心革面，重新做人。没有这个您活不下来。所谓的治好了，回过头来您又走老路，又再复发，那不算真治好。真的治好是“洗心革面，重新做人”。

在《破解重大疾病的迹象》这个书里面就写到一个人，他做企业做得很辛苦，很拼搏。这个人得了癌症，董草原就给他治疗，他就彻底想开了，金钱无所谓，名利也无所谓，回归了清清淡淡的生活，然后病好了，身体好了，心灵通透了，人也豁达了，精神上升了一个层面。其实企业仍然在做呀。大家再在一起喝酒、吃饭，他以前是狂喝，现在是清心寡欲的心态，这个人就这样活过来了。他那儿很多患者都是这样的。

还有一种人是，我不能死，这也是精神力。像协和医科大学的陆莉娜教授，也是肝癌患者，老人家今年七十几岁了，肝癌得了八九年，董草原给治好了。后来，我就到她家去看老人的生活习惯，很有趣儿。她养了四只猫，都是黑眼睛、特聪明。她说这些猫要按照人的岁数来算都有120多岁了。养了20多年的猫了，还特精神。老人有很强大的气场。病愈后，她一直在研究，为什么中医和西医这么掐架，老琢磨这些事情，她心神不闲，活得很好。我问她，调整作息时间了吗，她说每天晚上还是1点睡觉。这个事情就不符合董草原的理论。可是她真的很健康。

可见这个精神体有多重要，怎么能唤醒你的精神力，这对于多数人来说是个困惑。

中里巴人：这个唤醒啊，其实有好多方法。

比如说打坐，这也是一个方法。有人打坐就可以唤醒。还有像萧宏慈的拉筋法也能唤醒。

其实我跟萧宏慈聊过一次，他自己也不明白拉筋到最后，怎么（病）就好得那么快。但是，必须得耗着这个筋，每天拉一点儿，拉个三分钟不行，一耗就得是一小时，到最后站起来都费劲了，才有效果。他也不知道为什么要这样硬性的拉。我说，您硬性的一拉，“拉”到心经了，一点点儿拉，拉不到心经上去。

田　原：由有形到无形。

中里巴人：您拉不到心脏这块儿，不可能有改变的动力。他怎么会“拉”到心经呢？他得忍着疼痛啊。

田　原：实际上，换个角度来说，“忍耐”不就是心灵得到锻炼了嘛？

中里巴人：对。激发这种潜能。本来您没那么大的需求，心脏就不给那么大劲儿。比如说我能凑和活着，心脏就没必要给您这么大的劲儿。拉得我实在不成了，心脏开始被触动了，反过来说，没有这么大的心劲儿其实是拉不开的。

田　原：像犯罪的人，在监狱里，和日常、过往的生活隔离了，反而可以触动灵魂的深处，出来以后重新做人。

中里巴人：所以我跟他说，您这个拉筋好在哪里呢？您通过这个拉筋触动心上了。拉到心经上了，所以拉开了。

田　原：您这个理解太棒了。

中里巴人：也得从不同的层面来理解。拉到心那块儿起到作用了，这是原动力调动起来了，潜能激发起来了，这当然是最好的。他主张拉的筋主要在膀胱经上，这其实是他找的一条捷径。膀胱经主一身之寒气。寒气要是散了，这人就柔软了。您拉其他任何一条筋都不容易柔软，就是因为膀胱经上还有寒气在呢。所以，他拉这个膀胱经，拉出一身汗，顺着膀胱经把寒气散掉，这条筋一柔软，其他的筋就跟着柔软了。

田　原：这和瑜伽岂不也是一个道理！

中里巴人：瑜伽不光抻膀胱经，它每条经都抻一下，容易把力量都分散掉。

萧宏慈除了抻膀胱经，还要放血。因为膀胱经不光是腿上有，后背上还有，但是后背没法儿拉啊，怎么办，他就给您来个放血，这相当于拿菜刀直接在后背上剁，一剁，出血了，把这块儿松了。等于是下面一抻，扽到这块儿了，上面一放血，把瘀血都放出去，就全松开了，所以说效果为什么那么好呢。

但是，这个方法不是所有人都管用，有的人心力就不足，光拉这个，效果就差。心力足的人，有点事儿就要跟自己较劲的人，拉这个效果是最好的。不怕吃苦，自我折磨的人找到一条捷径了。心力不强的人，本来就很弱，抻得太厉害反而受伤害了，这种人就要用别的方法了。

把这个原理弄明白了，您就可以因人而异了，什么人适合做这个，什么人适合弄那个。所以只要把总的思路弄清楚了，没有什么问题。

5. 肺有"量"却没法施

"我们就去找影响肺气不能真正发挥它相傅之官作用的障碍。第一条线索就是找和它相表里的大肠，这块儿堵住了，等于是大部分能量都消耗在这里面了，被污染了；还有一个就是寒气束肺，肺被约束了。"

田　原：我们再回到肺上来，把"量"这个问题也梳理清楚，它的这种无形而发散的力量，怎么应用呢，人们治病的时候不考虑某一个病，某一个症，从肺气的问题怎么入手？

中里巴人：我觉得，先得给肺创造一个好的环境，肺与大肠相表里，肺使不出来劲儿，因为肺是清气，大肠是浊气，浊气熏着清气，清气就使不上劲儿，就堵在那儿了。要让清气、浊气都通畅，让清气推出浊气，身体才能通，别让清气下不去，浊气出不来，两个都堵在肠胃这块儿，就犯病了。

什么叫"上气不接下气"呢？就是身体中间有浊气顶住了，血液不能真正地大循环。而且，如果下面的浊气越来越多，它就会往上顶您的清气，清气本身是一种能量，借助肝的功能，把这个火就制造出来了。实际上，肺的能量有多大，肝火就有多大，它们俩是相通的。

田　原：我一直觉得我的肝火特别盛，可能跟我的肺气足有关系。不过，有的人肺气不足，肝火也很旺。

中里巴人：我觉得是这样，看他堵在哪儿了。不一定是不足，可能是压抑在某个地方了，显现不出来。

田　原：当下肺癌的发病率这么高，一个原因是肺为娇嫩之脏，它呼吸来的空气，带着外界不干净的东西很多，受伤害的几率特别高，不像以前，大家都住土房，接地气，也环保，肺就需要这种清新的东西。这是一方面，另一方面，浊气本身对它有熏蒸的作用。

这内外夹攻，导致肺癌产生得越来越多，其实并不完全是抽烟、喝酒的关系。

中里巴人：对，其实是我们吸到清气的含氧量不够了。就是这么回事儿。您发现要是在北京城里呆久了，就会觉得缺氧，到郊区待一阵儿就特舒服。因为您吸进来的本身就不是清气了，动力不足，下面的浊气再犯上来，它就没劲儿往外推了。

田　原：要重新提起肺气的力量，重新赋予它神圣的权利。在现代人身上，“通”是最重要的。通了之后，第一个养的就是肺，让肺能够舒展开来、运动开来。

中里巴人：对，第一条线索就是找和它相表里的大肠，这块儿堵住了，等于是大部分能量都消耗在这里面了，被污染了。

第二步，我们就去找影响肺气不能真正发挥它相傅之官作用的障碍。

还有一个就是寒气束肺，肺被约束了。体内的东西宣发不出去，憋在里边了。为什么老讲要祛寒呢！您把毛孔张开了，它吸收的氧气就更多了，氧气不光是从肺上吸，毛孔还得吸收，所以，寒气把毛孔给闭住了，等于说人体不能蒸馏了，外边的清气也不能完全吸收进来。

田　原：有肺病的人，表现出发烧、发热，您猛烈地用上抗生素，对他是一个更沉重的打击。他本来就是受寒引起来的，这些药让他再次受寒。

中里巴人：对，就里外全是寒了。就像屋里很闷，一般您就开个门，这个门主要是外边进来气。如果连窗户都开了，气就马上进来了。但是这毛孔关上大半，通进来的氧气又不是完全的清气的氧气，其实也没吸收多少，全堵着呢，很闷的感觉，您想弄出去还不行，下面相表里的大肠还堵着，这等于是形成了一个恶性循环。从一个循环最开始的时候就遇到了阻力，等于说一开始的动力就没有了。您刚一使劲儿，就使不上。

田　原：好比一个国家，要发展经济的时候，先谈到的是改革开放；要让社会多元化的发展，先谈到的是多方接轨。我们的身体，是一个开放的系统，这个“开放”的系统是针对于自然界来说的。您身体的各个部位，从里到外，实际上最重要的是保持一个开放的状态，一旦哪儿有堵了、瘀了，那局部的运转肯定有问题，整体与外界的交流也会有问题，各种疾病就接踵而来了。

中里巴人：从总的理念上来说是这样的，知道这个总则以后，您就知道着力点在哪儿了，知道该在哪方面使劲儿了。比如说，现在知道肺与大肠相表里，《黄帝内经》上给咱们提供了这么一个好东西，我们要把身体弄通了，寒气太厉害了，如果这寒气消除了，人的温度提高了，我们人就激发起来了。这些点都激活了，特别好。

大肠通了，我们再想办法把体表的寒气赶出去，肺又是一个大解放。

一是祛寒。寒气这东西确实是特别危害人的东西，寒去掉、瘀去掉，人就感觉好多了。但是寒气怎么去掉？是光靠火神派那样老在里边温吗？这温热法当然对一些人是管用，但是如果能够更快捷，力度更大地祛寒……我们就得凭借药。其实最好的药是什么啊？就是能把您的本能都激发起来的药。

田　原：像发射原子弹一样，"哗"一下就出去了。

中里巴人：关键是他找到了一个激发点。不是这个药本身有多大劲儿，是这个药激发了您身体的某根神经，某个器官的力量。所以说，这个祖传秘方厉害。

6. 没有更好，只有正好

"一旦激活了体内自然的那种节律，就不能再用这个药了。就像表停了，您给上完弦以后，拨动一下，它自己就走起来了；您要是老拨动，这个表就不准了。"

田　原：重要的还是它的原理：下法。当时我们谈的时候，从张子和的"下法"中挖了很多宝贝，但是，在写这个专题的时候，我们还没有从您刚才说的这个角度去分析——寒凉的东西堵在肠胃这块儿，直接把它排出去，新鲜的循环随之而来。

我把这个小丸药也推荐给了一些对中医感兴趣的朋友。有一个朋友，吃了二十几天不到一个月的时候，紧跟着吃了一点附子理中丸，那几天再见到她，感觉是旧貌换新颜，气色上呈现出前所未有的阳光明亮的感觉。她自我感觉也非常好，整个身体都很轻盈。但是，那个状态啊，没有保持多久，她在饮食上有些没注意到，就又进入到另外的一个状态当中去了。

我觉得这个药本身是很好的，但是，得掌握一个恰到好处的"度"，它能重塑身体的春天，在这样的循环中，一切都是新鲜的，有生命力的，感觉像破旧立新。但是，感觉那种黑暗的势力也很容易"卷土重来"。

中里巴人：我觉得，一旦激活了体内自然的那种节律，就不能再用这个药了。就像表停了，您给上完弦以后，拨动一下，它自己就走起来了；您要是老拨动，这个表就不准了。

这个药从根本上来讲只该当作一个助力，一个推力，暂且之力，助您一下。其实没有更好，只有正好，正好就是最好。正好的能力是无限的，人们老觉得应该更好一点儿，再好一点儿，其实那样就过了。正好，是收放自如的，您再过一点儿就不好控制它了，就不属于您的控制范围了。

田　原：没有更好，只有正好。非常精彩！

说到底，人还是希望锦上添花，但多数反倒成了贪心不足。得到一些好东西，都会不由自主地想，既然这么好了，我再来一点儿，更好一点儿，结果就走向反面了。

7. 您心里有多大愿，您的力量就有多大

“其实真正的动力全部来源于心。您心里有多大的愿力，您想成为一个强者，您才能成呢。您如果就想混日子了，没有一种持久的愿力，那您天天练也没多大用。有多大愿，您的眼界就有多广，您的力量也会很大。”

中里巴人：对于肺来讲，如果把寒气去掉，它就解脱了好多，同时呢，这对五脏六腑都有好处。寒气一解掉，什么会增强？肾的能力就增强了。因为和它相表里的膀胱经，它是藩篱之官，相当于人体外围的栅栏，寒气的抵御，由膀胱经所主，膀胱经本身是一个通道，它本身没有能量，肾的能量传给它，它才能抵御得了。

实际上肾有两个作用，一个是体内的运化、生殖，还有一个就是排解外边的寒气。为什么把它叫“作强之官”呢？实际上就表明它是管生殖的。如果不繁衍自己也能生存，我就下肢都给截了，也能生存，但是我不能“作强”。实际上到肾发挥作用的这个地步，已经是赋予了我进一步强壮的能量了，而并不是说最基础的一个能量。

这就相当于是从温饱到小康，再到富豪的过程。作强之官，就是小康了，然后呢，“作强之官，伎巧出焉”，到了伎巧之官，就到了富豪的阶段了。实际上人

的最后是要强壮肾，但那是一个塔尖的问题，最后的问题。肾并不是最开始的力量。

现在说“肾为先天之本”，把最后要达到的力量变成了开始的动力，就有问题了。您要一开始就从肾那块儿让它发力，怎么发啊？它没有能量源，自己怎么能发力呢？我们要找到源头！比如，看这个人有钱，但是他的钱是从哪儿来的呀？您得找到给他钱的那个人，不能说他有钱就用他的，一旦他用完了，就没有源头了。就像赶马车一样，您要赶马，不能赶车。马才是源头。

田　原：“肾为先天之本”，这句话现在看上去很模糊。

中里巴人：当时李中梓为什么说这个话，咱们也不用去揣测它的含义。我觉得每个人的看法不一样。其实我对中医的这些东西，不是特别关心。我只关心什么是武功秘籍，什么是能够迅速增长体质的东西，而不是费力而无功的事。有时候您练半天，白练，练一辈子也许还练错了，您得知道源头在哪儿，从源头练，事半功倍，您要是从支流上练，最后越练越迷惑，当初怎么练成的都不知道，而且也不可能有大的进展。从支流上练，就是小的进步，没有质的飞跃。

“脾为先天之本，肾为后天之本”，很多人不过是把这两句话当成一口头禅来说。脾胃呢，就是喝点粥营养一下，让气血增长，脾为生化之源嘛。实际上到底是不是这么回事，很难讲。脾、胃、肾，这帮人是木工、电工，如果您不给他们发工资，他们就不干活，蹲在那儿怠工。怠工的时候您给他们吃点药，他们临时地动弹一下，过两天又不灵了。根源在于没有发自内部的动力、持久的动力。

没有持久的动力就不行啊，人不是活一段时间，得活一辈子呢。您要找到一辈子管用的东西，一劳永逸的东西，这才是上策，这么一练，我就一辈子受益了。像那种似是而非的，可能管用，也可能不管用的东西，我根本就不练。人生苦短，哪有时间去干这种事去啊？就练那很确定的，大方向不能错了。

田　原：什么是我们的根本？什么是我们的发力点？一定要弄清楚。多数人对身体的迷茫也是对人生的迷茫。

中里巴人：其实真正的动力全部来源于心。您心里有多大的愿力，您想成为一个强者，您才能成呢。您如果就想混日子了，没有一种持久的愿力，那您天天练也没多大用。有多大愿，您的眼界就有多广，您的力量也会很大。

人活一口气儿，这个气儿在心里鼓动多大，您的身体才能表现出多大的能量。人的能量是可以被挖掘，可以被激发的。如果您不激发，觉得我这是在储备，一辈子都这样，到老了也没有被激发起来，那就像湿火药一样，永远也用不起来了。好多人啊，这花儿还没开放呢，就已经枯萎了，没有开放的机会。所以，只有绽放，您才会发现这个能量有多灿烂，而且，开完一次，还能再开，还能开得更大。这种能量啊，要多大有多大。真就是“人有多大胆，地有多大产”。从这个意义上来讲，这话也是对的。但是一般人没有这么大的心愿，而光琢磨用这个方法，那个方法，那就错了。您有这么大的心愿，用对了方法，您才会觉得这个方法是真棒。

田　原：其实就是一个原点的力量，从这里发散出来的力量，像太阳的光芒一样，永无止境，您看不见，但是永远有。

8. 散了寒气，肾才能“作强”

“睡觉其实是积聚阳气的一个过程。您本来手脚都是凉的，睡完觉以后手脚都热了。阳气积聚在哪儿呢？就积聚在丹田这块儿了，实际上等于是积聚到肾这块儿了。”

中里巴人：肾在什么情况下才能更强壮，成为小康、富豪呢？要把寒气去掉，寒气去掉之后，它就没有外界的负担了，表面上的寒气就不用它管了，就可以专心地作强了。

作强实际就是生殖能力增强了，人的精力旺盛了，但是只有当它不需要分散精力来抵御寒气了，能够培固它的“精”的时候，精气足了，这人才壮足。它是需要培育这个才能作强的，要不然做不了强了。

但是如果寒气影响了它，它的能量就会分散，分散之后，肺为肾之母嘛，肺就要给它更多的东西。肺是治节之官，就是下边肝、脾、肾三脏。每脏都得调配着给，要是都给肾了，其他的就不足了。所以，如果肾本身自足，全身的阳气就足。

实际上来讲，肾的精力足了，等于丹田的气足了。人睡觉的时候都是腹式呼吸，尤其是睡得深的时候，肚子这块儿就开始鼓起来了，不是胸这块儿鼓了，气都吸到肚子这儿了。为什么呢？因为这块儿是能量的一个积聚。所以，睡觉其实是积聚阳气的一个过程。您本来手脚都是凉的，睡完觉以后手脚都热了。阳气积聚在哪儿呢？就积聚在丹田这块儿了，实际上等于是积聚到肾这块儿了。如果寒气多，阳气都分散去抵御寒气了，就没法儿积聚。没法积聚就是一种损耗，通过损耗肾，把肺也给损耗了。所以，受寒大了，不但不能作强，反而更弱了。

田　原：如果"从肾论治"，很多人的少精、弱精，不能生育孩子，其实最主要的原因还是寒。

中里巴人：对，就是寒。

9. 五脏，哪一个是最好的出口

"温度由谁决定，它影响了哪个脏器？现在我知道了，哦，原来低温会束肺，肺的输布能力就弱，然后又影响肾，人就不强壮。肾和心又是相通的嘛，人不强壮就没有自信，没有自信，心力就不足。心本来是动能，它又没有这个动能了……就是这么一个循环。"

中里巴人：其实您看中国的这些汉字，里面有特多的讲究。您看强弱的"强"，在古代是两个"弓"字。

脚底下凉，这人就弱，把寒气从脚底下去掉，这人就强了。脚底为什么会有寒气啊？血下不去。血是热的，血到了脚底下，脚底下才会热，不是说您光泡脚，没用，那都是外界的一点儿热力，没多少。血下去了，脚才能真正变热。

田　原：热血沸腾。哎，那些温暖的血液呀。

中里巴人：血液为什么到不了？它连半截都没到！脚一凉，膝盖就开始不热了。膝盖为什么凉？肚子这儿，大肠这儿堵住了，气血下不去。不光大便不行，月经也下不去，小便也不畅，都在那儿堵着呢。好的血液下不去，膝盖就在那儿"干磨"，好血、新鲜血就是膝盖的润滑油啊，如果没有好血，膝盖动起来就是"干磨"。下不去以后呢，下面的也推动不上来，就形成积液，小腿肚子上静脉曲张那些东西，就堆在那儿了，不能回归到血液循环里了，脚上就开始出现冰凉。糖尿病为什么成了糖尿足？就是没能把血液引到脚上去。

田　原：糖尿病病人有很多都有过胖肚子、手脚瘦的经历。

中里巴人：对。就是大肠里面浊的东西，寒的东西太多了。寒的东西越多，他越显得肝脏那块儿心火热，想吃凉东西。因为他底下寒的气血和上边隔绝了，他的腿倍儿细，肚子倍儿大。

田　原：通了。就会“流水不腐，户枢不蠹”。这里出现了两个关键词，循环和温度。

中里巴人：是，但是温度实际上也是一个现象，我一直在琢磨的是：温度由谁决定，它影响了哪个脏器？现在我知道了，哦，原来低温会束肺，肺的输布能力就弱，然后又影响肾，人就不强壮。肾和心又是相通的，人不强壮就没有自信，没有自信，心力就不足。心本来是动能，它又没有这个动能了……就是这么一个循环。

所以，这循环呢，最重要就在于抓住哪个点。哪个是最好的出口？对于人来讲，我觉得首先必须排浊。排了浊，清气自守，不排浊，您老往里补，根本补不进去。

田　原：补进去，全堵了，又成了垃圾。

中里巴人：对，而且另一个必须要改变的观点是，气血不是靠您吃点儿什么东西就能补进去的。您吃东西，首先第一点，身体得分泌胃液吧？还有胰液、胆汁等消化液，才能把这东西消化了。这得耗您多少血液啊？还没补呢，先耗一大堆血液。

有好多人来讲，我吃得那么好，为什么还弱啊？因为您根本就吸收不了。

田　原：不少年轻人是能吃不胖的。

中里巴人：对于小伙子来讲，就更不需要真正往里补了。就是一个调理，找到关键的结点。年轻人的结点就是自己造成的，一个是饮食，比如烧烤加冰镇饮料，这是最大的问题。长期、大量地积寒东西，开始不知道，因为阳气足。但是，越积越多，以后就全有问题了。油腻的东西和冰凉的东西搁在一起，您刷碗就知道了，拿冷水您根本就刷不干净这碗！这些油荤到了肚子里，都粘在肠壁上了。

田　原：不只造成一个寒性体质，还有痰瘀，给散寒还造成了很大的阻力。

中里巴人：对啊，您要是再没有机会出汗，那就全积垢在里边了。而且，出汗还只是把体表的寒气除去，内脏里边的呢？还出不去！这个秘方为什么厉害呢？它能把大肠里边的寒气除去，其实目的不在除寒，而是为了除浊，可是寒气就附着在这些东西上面，捎带手就除去了。这些东西除去了，血液就来了，血是热的，寒气就无处藏身。

10. 吸收的氧气越多，补的能量就越纯净

“什么叫补？补什么最好？什么是最‘清洁’的补？跟补太阳能似的，没有任何损耗，没有任何毒气的排出，这种补是最好的。什么是真正的、最好的补？就是您吸收的氧气越多，您补的能量就越纯净。”

中里巴人：我开始看《中医人沙龙》“以泻为补，通养全身”这个专题，就觉得这本书是非常有价值的。通过这个秘方药，我又印证了一个理论，这就是更宝贵的了。其实，这些东西，既是医理，也是人生的哲理。

对于肺为“相傅之官”的这个认识，还澄清了我以前的一个观点。因为最开始人们都说春天为起源嘛，春生夏长，秋收冬藏，好像冬天是结束。实际上秋天是开始，把这个阳气灌注到地底下去，孕育一个冬天，里边巨大的热能在春天的时候出来了。实际上，这循环在秋天不就开始了嘛，它就在往里积聚能量。冬天只是一个表现而已，到夏天才是真正的结束，花也开完，果也结好了。轮回又开始了。

实际上，这个理念非常重要，因为这个理念决定什么时候该补，什么时候该结束。

田　原：中国人不是有养秋膘的说法嘛，其实这也说明了这个道理。到了秋天，该进补的时候，您就该去抢时间进补了。

中里巴人：为来年的生发做积蓄。

田　原：我现在也一直在想，过去的中国人和现在的中国人，在体质上、环境上、饮食结构上，全部变化了，我们似乎是春夏秋冬都在补。中国是一个农业国，为什么谈到秋天补呢？秋天丰收了，农活忙完后，也有时间去吃了。人们在春天和夏天的时候都在忙呢，大量地消耗，到了秋天开始补，这是有道理的。可是现代的人，每天每时每刻都在补。

中里巴人：什么叫补？补什么最好？什么是最‘清洁’的补？跟补太阳能似的，没有任何损耗，没有任何毒气的排出，这种补是最好的。什么是真正的、最好的补？就是您吸收的氧气越多，您补的能量就越纯净。实际上您吃的食物最后变成的全是氧，有氧的血液。如果您能够不吃食物，从清气里面把氧吸收进来，这样没有需要排泄的毒素，光有好的营养，那是最棒的，这也是道家追求的辟谷养生，不食人间烟火。

实际上，人的血液就这么多，比如说10000cc，整天在血管里流动，它需要一个交换，就是把里边的二氧化碳这些脏东西送出去，然后把氧气迎进来，它需要的只是氧。如果您能够把空气当中的氧直接吸够了，然后把那些脏东西排出去，您何必要通过吃食物去变成氧呢？食物这东西对于很多现代人来讲，并没有增长任何的血液，它只是在您的大肠转一圈出去。

田　原：天赐人以五气，地赐人以五位。这还是一个形而上或者形而下的问题。

这种通过吃东西让自己感觉到长了气血的行为，在某种程度上对于一个35岁以后的人来讲，更多的我觉得还是精神层面上的，他觉得吃这东西我就补了。实际上，在这个浪费的背后，还会引发一系列的社会、生态问题。

中里巴人：这就跟我说的“和谐”俩字儿似的。

以前说“人是铁饭是钢，一顿不吃饿得慌”，说完这话您本身就饿了。

咱们举个例子，赵云拿着枪打仗，打了三天，一点儿饭都没吃，人家给了俩馒头。本来饿得都不行了，都快从马上摔下来了，吃了俩馒头。马上精神头又上来了，提枪又走了。您说这俩馒头这么快变成血液了吗？变成热能了吗？什么都没有。只是把俩馒头搁肚子里了。它什么都不是，只是在这儿占一空间，但他马上就有劲儿。如果要等这馒头变成血液，起码要三天以后。它得消化以后变成食糜，到肝脏最后变成纯粹的血液。

但是，跟吃的东西也有关系。实际上这就相当于多米诺骨牌，嘟噜噜走了，到那块儿空了一块儿，不走了，那俩馒头就在那块儿垒骨牌，把这条龙给接上了。只需要占住那个位置，就能再激活胃液什么的分泌，身体又开始运转起来了。

其实，我不一定非得用这馒头，只要让它运转起来就行。为什么那些辟谷的人不用食物也能运转啊？您只要激活某一个器官，它替代这食物帮您按一下按钮，身体运动起来就没事儿了，不在于俩馒头。

11. 肚子并非空空如也

“小孩的储藏能力极大，小肠里边能储藏大量的东西。大人的都堵着呢，四十岁的人，大、小肠里起码得藏俩洗脸盆的脏东西。”

田　原：有一个好玩的现象，比如说我和孩子晚上一起吃饭，他吃得很多，如果我们要跟他吃一样多的东西，就会感觉吃得很多，而看上去他的肚子还瘪瘪的，感觉一边吃，一边消化没了。

中里巴人：小孩的储藏能力极大，因为是随时“清空”的。所以大、小肠里边能储藏大量的东西，大人的都堵着呢。比如说四十多岁的人，大、小肠里起码得藏俩洗脸盆的脏东西。一点儿都不假，我跟您说，肚子里没别的东西，大肠那块儿，就是一堆“物质”在那儿堆着呢。但是，让他排他又排不出来，这些东西都填满了，成死结的了。所以，人岁数越大，排的大便越细，越没劲儿了。

您看吉尼斯比赛，有的人能吃一百个汉堡，摞起来那么老高，换一般人，搁在肚子里哪儿受得了啊？但是您看，人家吃下去肚子也就鼓起来那么点儿。他就是肚子里空间极大，不单胃的空间大，小肠的空间也大，大肠的空间更是比这俩都大。他可以在褶皱里面井井有条地码放一大堆东西。

田　原：就是说这些人能吃这么多是有原因的，前提是身体里积垢不多。哎呀，任何成功都需要条件啊。

中里巴人：对，而且还能及时运化下去。这样的人就是直肠子，估计比赛完了马上就上厕所。您要是底下都堵着呢，根本就吃不下去。

浊气、浊水、宿便，三浊里头，气最能填补空间。有些人，您看他肚子挺大，其实没什么东西，一肚子气，嘟嘟放一堆屁出去，肚子马上就下去了。这三浊通下去任何一个，肚子都能小一大块儿。

其实人的能力相当大，都应该跟张飞似的。

12. 肺才真是先天之本

“肺司呼吸啊，呼吸是什么东西？是节奏。人得病的时候都没有了节奏，心就乱了，心一乱，呼吸就乱。所以在慢走的过程当中，就是把节律调匀了。”

田　原：您提到最清洁的补实际上就是补给新鲜氧气，是新鲜氧气调动起肺的正常工作。

中里巴人：没错，这个肺太重要了。关键是它的能量怎么发挥出来，怎么使这劲儿。这东西实际上掺杂在好多领域里边，比如说武学里边，道家的养生功里边。好多人要意守丹田，什么意思？为什么要站桩？这些东西都到底是干嘛用的？实际上就是为了让肺气能够吸到肚子这块儿来，到这儿才算完成一次呼吸。而我们通常就是吸一半，到胸这儿就没了，没真正发挥出肺的作用。

“肺”这个字，右边“市”念 fú，它是大伞的意思。伞是什么意思呢？输布的意思，把恩泽输布出去，所以这个肺，要按算命里边的说法叫“华盖”，肺气是宗气，它的力量是最大的。这才真是先天之本。

老说肾是先天之本，大家都不会用啊，不能光是老说它，还该想想真正有用的东西。一说病了，就老在这儿思考，六味地黄啊，金匮肾气啊……金匮肾气能补肾阳吗？我觉得根本就补不了！不是添了附子阳气就能上来的。为什么呢？不知道原理是什么！

田　原：现代医学也强调锻炼。比方说一个人有慢性病，有抑郁症，去跑步，爬山，慢走，慢跑，增强肺功能，病也好了，心情也好了。其实锻炼的就是肺，有了肺的输布，病就好了。

中里巴人：是。肺司呼吸啊，呼吸是什么东西？是节奏。人得病的时候都没有了节奏，心就乱了，心一乱呼吸就乱。您看呼吸很平和的人，都没病。呼吸短了，或者有长有短，或者喘不上气来，就都有问题了。在这么慢走的过程当中，就是把节律调匀了。让肺舒缓起来，让它不受束缚，不紧张。另外一个方面，慢走是处在放松状态的，这一放松啊，气血就都周流了，一紧张气血就攒起来，不周流了。实际上，慢走是身体自己慢慢在调养呢。

13. 有“化”才有新生

“文化，很多人注重于‘文’，而不懂‘化’，其实就‘文化’来讲，‘文’

是没什么意义的，‘化’是最有用的，必须得化成自己的东西，必须得化成现代的东西，让所有人都能接受的东西！”

田　原：肺既输布，又贯通了身体的上下。如此说来，肺脏的功能一直以来都没有被重视起来。甚者被忽略了。记得已故东方小儿王刘弼臣教授，就是“从肺论治”小儿病，疗效极佳。看来，我需要把当年和老人家的访谈重新学习。

中里巴人：所以啊，《黄帝内经》说肺是“治节之官”，说得太棒了。这个“治节之官”可不是简单的意思。古人讲节字，不是今天的意思。

田　原：《素问·灵兰秘典论》中说：肺者，相傅之官，治节出焉。意在权衡治理：“位高近君，犹之宰辅，主行荣卫阴阳，故治节出焉。”

太极全功有这么一句话：前后是本能，左右是技巧，上下是奥秘。我觉得这句话说得非常好。“上下”这个奥秘，从大可以说天和地，从中可以说人的上焦和下焦，从社会层面来讲呢，上级和下级的关系，全部都在里边了。中国传统文化当中的君臣关系，父子关系，伦理关系，上下的关系是最主要的，左右的关系是其次的。肺呢，在身体里边就起到一个治节上下的作用。

中里巴人：对啊，而且，古人说的这个话啊，不能一下就过去了，“肺为治节之官”，字字可斟酌！

“节”就是每一段，“治节”就是每一段儿它都管。为什么叫输布啊？就是灌溉到细微之处。它能灌输到皮毛，到毛孔，这些最细微的地方了。细微的地方都到了，说明它能灌输身体的任何地方。

田　原：“肺为先天之本”，这样的观点，恐怕很多中医人还是接受不了。肾脾先后天，这个传统观点已经很坚固了。

中里巴人：很多人啊，都喜欢寻章摘句，一点不会变通，食古不化。文化，很多人注重于“文”，而不懂“化”，其实就“文化”来讲，“文”是没什么意义的，“化”是最有用的，必须得化成自己的东西，必须得化成现代的东西，让所有人都能接受的东西！不能接受的话，您光说有什么用啊？您不是说给天听的，您自说自话也没用啊。

其实大家为什么会坚持说“肾为先天之本”，因为很多人以为这话是《黄帝内经》说的。如果您告诉他，“肾为先天之本”不过就是明代的一个医家，跟您一样的一个医家，李中梓说的而已，他就未必那么坚持了。

一般来讲，《黄帝内经》说的都是总源的话题，现代人说的都是分支的东西，您把总源的东西先给它确定了。就像灯塔在那儿摆着呢，您走路不会错了，那是总的方向。然后，下边的就可以随手抹掉了。但是，灯塔不给竖起来，“肾为先天之本”，他就一直按这个学。您要是这时候再把灯竖起来，他就迷惑了，不知道怎么办了。而且这人啊，有一个毛病，即使错了，但是只要已经走出50公里了，他不想回头。这一辈子就这样了，下辈子再说吧，错就错了吧。即使他学了半天，也没觉得这个东西真管用。治病也能治，偶尔碰上一个治好了，也不确定，自己也弄不清楚。不知道是用哪个药好的，来一个地毯式轰炸，有些好了，有些没好。实际上，有病不治也有50%的人能自己好，他也不知道人家是怎么好的。

田　原：我一朋友咳嗽，老婆就是给用抗生素。时好时坏的，后来睡眠不好，大便也不好。他老家78岁的妈妈也来了北京，得个机会，我就问他妈妈，您觉得儿子病是怎么得的？妈妈说，就是去年回东北受了大寒，这么多年了，我儿子针都没打过，他的身体好着呢。那一次在东北，大冬天，在没暖气的房子里待了3个月，得了一次重感冒，这以后就开始咳嗽。就是肺家受了大寒。

后来一个中医给开了个方子，都是镇咳化痰的，二三十味药全部摆上来了。这不就跟西医开抗生素一样吗？这么多镇咳药，吃上之后谁还咳得出来！紧接着，这医生开出了第二个方子，把风寒咳嗽和风热咳嗽的几个方子全搁在一块儿，又来了一个围追堵截，反正总能堵上一个。

中里巴人：固有的观念改变不了。我现在就是一种淡然的心态。这属于“人各有命”，您要把您的认识传递给他，但直接给他，他可接受不了，因为他不知道您这到底是怎么回事儿。人一有病，那种根深蒂固的观念让他怎么着也要上医院去查查，不管有没有用，都得去查查，找专门的医生看看。这个想法我觉得很正常，可以理解。

14. 在五脏中养一口气

“大家都愿意锻炼有形的东西，如肌肉。但真正有用的，其实是练内部的一口气。我打您的时候，我才把这个气灌注在这儿，我不用的时候就在五脏中养着，不浪费。肌肉非常发达的人，他一直绷着，其实是一种被拉松了的弹簧的状态，您说让他再松点儿，不行，再紧点，也紧不了。那就是‘攥不紧的拳头，张不开的手’。其实没用，给人看的花拳绣腿。”

中里巴人：我们每天做伸懒腰的动作，其实就是深呼吸。伸懒腰为什么能够解乏呢？就是因为它深呼吸了。吸完之后再缓慢地全都吐出去。

这种方法我在第一本书里叫玫瑰激情，就是能把气吸到丹田去。建议大家每天有意识地练习深呼吸。

田　原：看您吸气的时候，给我的感觉像一个大管子，特别通畅。很有空间感。

中里巴人：这是一个意象法，意象法特别重要。一般来讲，大家都愿意锻炼有形的东西，哑铃啊、拉力器啊……这些东西没有技术含量，最后练的都是局部的肌肉而已，对于脏腑没有促进作用。真正有用的，是练内部的一口气。您练完以后，这口气您想让它到哪儿去，就能到哪儿去。力量啊，是瞬间出来的。您不需要它的时候，是不需要给它供血的。

田　原：怎么能感觉得到呢？

中里巴人：比如说我老练肌肉，它就在这儿堆着。您又不用，老在那儿堆着，您觉得有用吗？血液还老奔那儿去。我平常需要脏腑有劲儿，需要把更多的血搁在脏腑这儿。我出拳的一霎那，我才要用这块肌肉。

但是，如果出拳的一霎那您都不用这，不是更好吗？其实有没有劲儿，不是肌肉多大，这劲儿不是肌肉使出来的，它是一个车的车轱辘，车轱辘大，车不一定快，您得发动机有劲儿。实际上劲儿都是从肚子里，丹田这儿出来的。胳臂是放松的，出拳的一霎那，“咣”，这样出来的劲儿。车轱辘再大都没用。那些肌肉啊，其实就是给人看的，根本没劲儿，本身没有动力。

田　原：西方人讲健身，包括运动员的锻炼也好，任何运动，实际上腰力都是非常关键的。这和丹田的关系就是“前后”的关系，密切相关的。

中里巴人：腰为什么是关键呢？您看，丹田是发动机，腰是扭动齿轮的杠杆，肌肉是车轱辘。扭动杠杆才能把发动机的力量传导过来，所以腰是传导的，使的劲儿全在腰这儿，但是发力点不在腰，您光转腰也没劲儿。气的发力点，是在丹田这块儿。所以，真正有劲儿的不是肌肉的发达，而是里边的力量。

田　原：我们要用深呼吸给五脏以新鲜的氧气，并且学习运用它。

中里巴人：人最重要的是五脏，您要让五脏的血液充盈了，不能本末倒置地先把四肢都充盈了，好比一棵树，树干很细，树枝很粗，那树还不倒了！

它实际上好在哪儿呢？我打您的时候，我才把这个气灌注在这儿。我不用的时候就在五脏中养着，不浪费。肌肉非常发达的人，他一直绷着，其实是一种被拉松了的弹簧的状态，您说让他再松点儿，不行，再紧点，也紧不了。那就是“攥不紧的拳头，张不开的手”。其实没用，给人看行。实际上这还跟人的理念有关系，他们自己也都知道，这是给人看的。

为什么要给人看呢？我表面强壮就可以吓唬您啊。这样的人其实是没有自信的。真正有自信的人，我看上去很瘦，但是一出拳给您打一个跟头。平时我不显，用的时候才发出来，不用的时候我就很柔软。

这就跟人的生活理念有关系，我们活着是为了生活本身，而不是为了生活的观瞻。很多人就是为了给别人看的，就像考文凭，自己也知道没有用，但是考上了就可以给人看。把自己的时间和精力全耗费在没用的东西上面了，有什么用啊？

田　原：咱们温习一下练武之人的口号：内练一口气，外练筋骨皮。你看上去很瘦，当然是和过去的时候比，比如前年……

中里巴人：练武的人就是平时看上去很软，一运气，跟轮胎似的。这才有用呢。您看我的手臂就是这样啊。

田　原：是啊，貌似不是练功之人。换个说法，我们经常练习深呼吸，实则是在为五脏做按摩。刚才说了一半的意象法。

中里巴人：意象就是我怎么能把里面的劲儿给练出来。肌肉的劲儿好练，里面的一种意象上的劲儿怎么使出来？这就要“用意不用力”。

什么叫“用意不用力”啊？比如说我推眼前的这个桌子吧，我用胳臂推，这就叫用力了。可是有时候您觉得这个桌子怎么这么沉啊，推不动啊。拿肚子、屁股“咔”一拱，哎，过去了，那用的是“意”。肌肉根本没有使上劲儿，屁股上也没有什么绷着，它就是里面“意”的劲儿。

这个意的劲儿，您怎么从无意的劲儿练成平常能够用的劲儿？您想象您在一个沙滩上，有一个木船在沙滩上搁浅了，您就用您的肚子把木船给顶到水里去，一边走，一边往里顶。平常走道儿的时候就找这种感觉。这就是“中气”。练完这个以后，您还可以把中气搁到丹田去。丹田这块儿怎么练，我就是拿个东西去撞丹田。我发现，只要把中脘这块儿的中气给接上，丹田之气自然就灌注了。

田　原：对气的一个导引。

中里巴人：您要是打拳您就知道了，出拳吧，实际上是丹田这儿在使劲儿呢。为什么这块儿能有劲儿呢？靠的就是沉到这儿来的肺气！您平时练的“气沉丹田”，就是让肺气往这块儿积聚。

练完这个以后，平常还可以揉揉肺经，念念“苏秦背剑”，这个练的就是大肠经和肺经。完了一疼，您就拿刮痧板一刮，或者用拔罐赶紧拔着，然后还接着“苏秦背剑”。您会发现，拔完了以后，您的手马上就能够搭上气，但是这只是浅层的气出去了，更深层的时候，更增加内力的时候，您发现您什么也够不着了，又够不着了，那是告诉您这块儿有深层的力量又要给您了，您要反复这么来练，力量老在增强。您看那些练瑜伽的啊，他们练的是韧带，没跟脏腑接上。练完了以后也能盘腿，很软什么的……虽然瑜伽师也强调呼吸。但它那个呼吸没跟脏腑接上。光讲“静心”，“吸气”，往哪儿吸啊？吸它干嘛啊？不知道。这就有问题，而且有时候在呼吸上还容易滞涩。吸不进去了，憋住了。好像喘不上气来了，缺氧了，麻烦了。

田　原：瑜伽现在在国内很火，好像任谁都可以练，好处多多。

中里巴人：这东西，实际上是因人而异的，有人是需要往里补气的，有人需要往外散。往里补的人是需要打坐的，打坐是像把柴火堆起来，让火旺起来，生长起来。有的人是需要散的，就要多做去除的练习，每个人都是不一样的。

15. 耐心吸引身体关注

“身体处在最正常的状态时，是不需要我们动的。但是，我们现在生态不正常，从先天禀赋就不正常，很多人是作为病人被生出来的。要促进大肠运动，推腹、敲打，一下就敲俩小时才有效果，身体被惊动了：咦，他怎么老敲这儿啊？然后就持续关注了，气血就过来了。”

田　原：我们的身体到底应该怎么样？有很多人，他不运动，不打坐，也可以颐养天年。为什么我们现在谈论的是不断地去通，或者去补，或者去增加，或者去维护……究竟我们的身体应该怎么样？

中里巴人：身体处在最正常的状态时，是不需要我们动的。但是，我们现在生态不正常，从先天禀赋就不正常，很多人是作为病人被生出来的。

为什么这样说呢？要按现在的理论就是遗传，要按佛教的说法，就是业力。您的业力来的时候，您就是这个性格。比如说一个生出来就是林黛玉这样体质的人，您和那生出来就是张飞这样体质的人相比，练十年都赶不上人家。泰森生下来就是泰森，实际上，他不用练也是世界冠军。泰森去养生吗？他不去。他本来就想不到这个问题，弱的人才想强，真正强的人他就不想强了。所以，有病的人最后成了著名的医家，弱的人最后成为了一个强者。真正强的人是在消耗这个禀赋，挥霍。身体很好，我就喝酒，我没事，我就不想这个问题。弱的人跟人一比，哎呦，太弱了，赶紧练强一点吧。

所以，每个人生下来禀赋不一样，弱的就要想办法强。如果您本来就强，然后还能有意识地去把这种能量储备起来，那简直就是人中龙凤了。

从体质来讲，不是需要做太多，但是有一些关键的点。比如说我需要每天增加我的肺气，我什么都不练，也要增加我的肺气，然后注意把浊气排出去。手边没有能排浊气的药怎么办？那我就推腹啊，敲经络啊。

田　原：就是要促进它运动起来。运动升阳。

中里巴人：对，让它产生一个持续的动作。比如说大肠这块儿，推腹要像小铲子一样往里挖，光推皮那不行。然后还要敲打，反正您只要没事就敲，就跟它干上了。不是说敲两下明天再敲吧，一下就敲俩小时才有效果呢，因为长时间气血不往上走，敲几分钟没有这种感觉，您要敲俩小时，就不一样了，这个信号传给身体了，咦，他怎么老敲这儿啊？然后，身体就关注了。

田　原：“皇上”就惊动了……

中里巴人：开始敲的时候就是肉皮疼，那是好事，说明气血已经过来了，然后里边才开始蠕动了。实际上就是关注点到哪儿，血液就奔哪儿去，但是要持续地关注那块儿。

田　原：会哭叫的孩子有奶吃。

中里巴人：对。血液奔那儿去了，这是虚弱的点。但是董草原说了，癌症那块能量太多了，能量太多不是因为气血都爱往那儿去，而是它被堵在那儿了，出不去，就积聚成能量了。

田　原：我朋友家有个很胖的姑娘，大家给她起了个外号叫"大拿"，就是说任何事情她都觉得她懂，她都给您说出个子午卯酉来，都给您一个肯定式的语言，就怎么怎么样。我觉得她因为自己胖的问题，通过其他方式传递出来一个一个的负能量。

后来她在单位参加了一次培训，体会特别好。我们聊天，她说我将来要做一颗石子，河流下面的一颗鹅卵石，我沉在底下，我静看着水流的来来往往；我不再做浪花去奔流了。我听她这么说，觉得小姑娘真是长大了。当您变得实实在在，就没有那种看起来突兀的表现了，就让人觉得舒服，美。当您的言行带给大家的感觉都不舒服的时候，您这个能量就是负能量。您像跳舞的人，跳起来的时候是奔放，是舒展，给人的感觉是舒服的，入眼，入心。可是有的人跳的舞，也不是技巧上的问题，但就是让人觉得别扭，那就是一种负能量出来了。

中里巴人：诸病于内，必形于外。内外是一致显现出来的。

田　原：所以我说生病这个东西，它跟人类生活里美好的东西是分不开的，一回事儿，都在里边呢。

16."真"排在"善"之前

"为什么说以我为中心是最大的美德呢？因为自私的人是有自主精神的人，有自己的主意，是真正生活在现实当中的人，而且是真正体会生活的人，融入生活的人。那些看起来好像是憨厚的人，利他的人，他是没主意，因为他没有自我，所以他不能开悟。自私反而是开悟的一个前提。"

田　原：刚才您讲到身体到了晚上能够做腹式呼吸，白天不能做，我觉得这个跟人的精神有关系。晚上入睡后，您的心神相对来讲是安静的，听从了身体的本能，就这样做了。白天里，人的心是被欲望所包裹的，这个本能的力量就被削弱了。

这个本能的东西每个人都有。有时候说一个人，您有没有爱，有没有真心？都有。但是，往往是外面的社会太复杂，诱惑太多，这个本真的东西反倒被压抑住了。我们唤醒真心，才能摒弃掉那些欲望和杂念，才能守住这个身体本能的东西。

年长以后，我比较喜欢观察人。举个例子，就说我观察到的一家姐妹，隔着条院墙，我们一起长大。晓熙在她们家中是老二，有些事情其实她做得比大姐晓红好。晓红是老大，人漂亮，聪明，就一直处在被表扬的状态。小的时候，我们经常两家窜来窜去的玩过家家，看到她外婆、外公非常宠着晓红。印象中，晓红是一个很自我的人，老觉得自己的什么东西都很重要。大家都围着她转，在家里反而成了最小的孩子那种感觉。其实我们当时都有感觉，晓红有一些自私，自我的东西很明显。但是现在我再和晓红接触相处的时候，很明显她就不是那样的人了，我真切地感受到了她的真心和友爱，还有宽厚。今天的晓红已经是一个相对成功，优秀的女人。爱心浓厚，淡定。有意思的是，当年的晓熙，就是她家的二妹，从小就非常憨厚、孝顺、厚道。几十年下来，晓红厚道了，她反而变了，所有的市井的东西她都有了，反而心灵本真的东西被蒙尘了。她们两个像掉了个儿一样。

我觉得这种变化很有意思，现在您要晓熙再回到十几岁，二十几岁的样子，回不去了，她一切都习惯了，而且，她也看不到自己的样子。这个改变似乎有命运之感。

中里巴人：我觉得啊，这个是理所当然的。

其实人啊，您一直保持您的本性啊，虽然会有一些表面的杂染，但是您刚才说了一个很重要的，“从小就自私”，自私就是最大的美德。为什么说以我为中心是最大的美德呢？因为自私的人是有自主精神的人，就是自己有自己的主意，我按我自己想的去做，可能不考虑其他人的感受，但我是有主意的人。那些看起来好像是憨厚的人，利他的人，他是没主意。只要公众说这是美德，他就干。没有自我的人，一旦抓住了一条，比如现在都提倡拜金主义，他也就是认准这个了。因为他没有自我，所以他不能开悟。

自私反而是开悟的一个前提。

田　原：现在我观察很多小朋友吃苹果，有的孩子肯定挑大的。这和孔融让梨的教育相悖。

中里巴人：孔融四岁能让梨，这是最有问题的，从小就很虚伪。为什么孔融最后死得很惨啊？让曹操啪一下杀了，因为他全是假的！曹操倒表现得比较真，敢爱敢恨，可以我负天下人，不能让天下人负我。实际上，曹操能成功就是因为这个，咱们不说他的仁义道德的问题，作为一个能够在社会上生存的人来讲，他没有什么问题。其实他是没有自私还是他私的考虑，他就觉得我作为一个人，就按照一个人的气魄去走。

没有自我的人，在社会上就没有一席之地。有了自我，您才能先占一个地方。至于我是否跟大家融合了，我们可以慢慢协调，我看出来我怎么样适合我更好地生存了，我就跟您协调来了。没有自我的人，就有一句话叫什么来着？“为人一句好，辛苦直到老”嘛。其实他心里也很纠结，但是他没有目标。

自私的人啊，是真正生活在现实当中的人，而且是真正体会生活的人，融入生活的人。您说的晓红为什么成年后会宽厚了？就是她自私以后发现有些地方过不去。但是路是我自己走的，我发现过不去了，我就可以迂回地走了。原来，这么锋芒毕露的自私是不行的，必须得合于光，同于尘，遵循世俗的一些观念，但是如果我不自私，那么我是谁啊？他不知道自己是谁了，满脑子社会的观念，父母的立场，他的话起头老是说“电视上可这么说了”，“别人可这么说了”，那您怎么说啊？您没有自我。

田　原：一个人要活下来，不是有皮囊就够了，不是有自主的精神，自私就够了，还要和这个社会在一起。这个社会能改变你，能成就你，有很多作用于你。你还和自然界在一起，那么这三者的关系是什么？最后我就想得出一个答案，我是谁？

我是谁？我能做什么？我能到哪个境界？所以说我在寻访这些中医的时候，我都是带着诸多问题去的。其实到现在对我来说，问题还很多。

其实作为每个人的人生来讲，自己、我、自我这些词语才是核心。把我的正确感觉、位置找到了，才能进一步与社会环境融合，才有根本意义上的“人生价值”。这个价值观可以放之四海而皆准。

中里巴人：咱们的思维方式不太一样。我是不追问问题的。这些问题它会在某个时间自然出现答案，哎呦，就这么回事。想不清楚的问题，我绝对不想。

实际上我觉得，一法万法宗，万法一法通。我学会了金刚经，您看我现在黑板上写着金刚经。您看懂了金刚经，再看论语和道德经，就发现，说得怎么那么明白啊。而且我发觉，这三个经我是放在一块儿看明白的。当我在那个经上迷惑的时候，我先看这个。其实我最开始看的是金刚经，看不明白的时候我去看道德经，清晰一点儿了，看完道德经，再去看金刚经，哎呀，太明白了。然后再把论语一翻，一看一目了然，一翻注解就是这个意思，根本就不用看了，不用学了，还用得着皓首穷经，费好几十年吗？您再看其他的经典，都是一个意思，只是穿的不同的外衣，说的不同的方言而已。

所以，看明白一个经，就全都会了，但一定要看出自己的感觉来。

田　原：其实我寻找的也是一种感觉。就是表面上我去追问东西，其实回到我心里的时候，一定是一种感觉。是用这些答案来回应我的感觉。而绝不是我在你那里得到什么答案。你说的是对的，在我这儿没感觉，我不承认你是对的。

中里巴人：其实咱们不需要有一个现成的理念，得出一个理念，我拿过来，没用。只要有了万能的感觉，任何理念都可以随时为我所用。

17. 在真心面前，所有人都是一样的

“我在十年以前吧，对于感觉这种东西也是报以一种怀疑态度：飞来的灵感，这种感觉靠不靠谱啊？这种感觉到底是不是真实的想法？因为您有时候看的书越多，会受各种影响。后来我发现这些书都可以撕掉。实际上最有权威性的东西就是这种灵感，它是无上之师。”

田　原：您这样点评这些民间中医人，我觉得很有另类感受。这样的看书才是真正的看书，这样的读书才是真正地读一个人。

中里巴人：读懂谁，读懂什么，都是一种机缘巧合、水到渠成的东西。

其实我是不追问问题的，在某个时间会自然出现答案，哎呦，就这么回事。想不清楚的问题，我绝对不想。

我对人生的感觉就是，我不需要答案，我需要感觉。这问题到底有什么答案，我觉得无所谓。因为一归到答案这东西啊，问题就变成死的东西了，就没有

空间了。

其实咱们不需要有一个现成的理念，总结来总结去，得出一个理念，我拿过来，没用。只要有了万能的感觉，任何理念都可以随时为我所用。

田　原：感觉您从小至今就没有游离“自然生命”的轨道。您现在的样子大概就是三岁的样子，基本上没变吧。我倒是用大量的时间追问无数问题来回应我的感觉。

中里巴人：跟您聊天我也感觉特别明显，我感觉您现在思路的点特别广。前一两年咱们在聊天的时候就会关注在具体的问题上，而现在就关注在一种感觉上了，特别好，其实我看这就是一种万能的感觉。

田　原：我一天二十四小时都在想中医、生命、自然等等奇奇怪怪的问题，睡觉做梦的时候都在想。

中里巴人：那您真是睡“觉”了。睡觉是佛家的说法，就是说睡的过程是觉悟的一个道场。因为睡觉的时候，人回到本能的状态了，不但肢体是最放松，心灵上也进入一种潜意识中，完全是觉悟的过程。但现在，很多人就只是昏睡过去，然后醒了。

田　原：梦里边能提供给我们好多东西，当您相信这种东西，这种感觉，它会更显力量。

中里巴人：我现在相信这种感觉变成了一件自然而然的事儿了。我在十年以前吧，对于感觉这种东西也是报以一种怀疑态度：飞来的灵感，这种感觉靠谱不靠谱啊？这种感觉到底是不是真实的想法？是不是我内心应该有的一种感觉？有时候也会打个问号，因为您有时候看的书越多，会受各种影响。后来我发现这些书都可以撕掉。实际上最有权威性的东西就是这种灵感。而且，这种灵感是无上之师。那些东西都是死人的话，死人当时的一些感悟，跟多大名声没有关系，实际上我们跟古人，孔子什么的，都是朋友，而不是说我是他的信徒，在真心面前，所有人都是一样的。

所以，您如果从本心里发出一种灵感，这种灵感是至高无上的，它并不低于任何的权威或古人。

田　原：这就是中里巴人啊。感言有趣，真棒！

后记：

和中里谈天，如遇一弯山溪，潺潺而行，绵绵不绝。

再一次看到谈话本身的生命力。

最早致力于做访谈时，是出于对访谈现场的一种投入。人和人的交流，像河流交汇，浪花纷涌，这些瞬间迸发的虹影，如禅语中的“机锋”，远比罗列出来的知识要鲜活，生机盎然。

有位文人曾说：“好文章不是写出作者所已知的东西，而是写作者他自己到此刻所尚未知的东西，这应当说是先没有要这样写或那样写的念头的了。因为是生出来的。然而也不是没有该这样该那样的拣择的念头。不同只在于，凡人是拣择定了文章的内容与体裁来写，而圣人是随写随明白起来，随着写去而自然生出秩序，它只是这样的，而意念则是随着这一节一节生出来的秩序的自觉。”

这一篇访谈，是无法分章节的，话题的流转，如溪水流经山林、石阶、蔓草……每一处都是它，各有一处的模样，却是变幻无穷。

还是那句话：有缘人，你懂的。

（本专题责任编校：王洋）

沙龙共享

Salon，是一间小屋，定期聚会，大家抱膝长谈，无拘无束。

中医人沙龙，是我们相聚的一片芳草地。让大家在此交流五湖四海的中医气象、分享鲜活无边的身心体悟，把中医式生活进行到底，是本书的编写初衷。

自《中医人沙龙：民间中医绝学专号①》出版后，我们收到了各地读者的热情来电来函，有分享阅读体验的，有提出意见和建议的，有倾谈个人经历的，还有不少热心提供民间隐医线索的，在此对大家的关注和参与一并表示感谢。

本着开放交流的宗旨，在每一期寻访专题之外，我们特设了“沙龙共享”栏目，下设数个小单元，选载读者、同道的来函来稿。

单元1 清新风潮：《本土化生活》、《心岸》。

单元2 厚重生命：《“六字真言”铺就抗癌路》、《一封云南来信》。

单元1
清新风潮

本期我们来分享一位中医编辑和一位中医爱好者的视角。

在《本土化生活》中，越姑提出了一个“以土为本”的生活理念，将人的“根”具象化为“脾胃”，提醒大家扎根于所生所长的水土中，饶有启发。国内外大城市正掀起一场“城市农夫”热潮，越来越多的年轻人在周末回归田园，躬耕农田。日本倡议的“玄米菜食”养生法受到人们的欢迎，这里边有一个“身土不二”的观点：以所居地区的自然物产作为主要食粮。这的确是我们领受大自然恩赐的最佳方式。

《心岸》是一位初学瑜伽，并通过瑜伽接触到中医的年轻人，欢欢的一篇随笔，叙说了年轻一代人所面临的心性成长困境，对前路的迷茫，可喜的是她最终通过“身心连结”获得了“专注于当下”的存在感。近年来，随着网络的普及，“身心灵”学说跨越了洲际和国际，各国年轻人藉此在社会的快速浪潮中找寻到稳定的步调，共同推动起回归身心、重现灵性、返本归真的生活方式。如何体验圆融的自我？还有哪些便于实践的方式？本着“天人合一”的宗旨、修持“精气神”、洞察了“七情”与“六淫”的祖国传统医学将会带给大家更多的启迪和惊喜。

共享这两个清新的视角，意在倡导“新式中医生活”观念和方式，也给大家一点鼓舞，在回归自然的世纪呼声中，中医“天人合一”的理念将会得到人们的珍视，这里边珍贵的天人相处方式将成为时尚，流行。

本土化生活

－越姑

不同的地方环境不同，产的物不同，产的“人”不同，
生的“病”不同，需要的“疗法”便不同。

土气，正是土地散发出来的生气

我出生那年，爸妈经过十年的努力，刚把一身的土气抖落干净；家中衣柜的正中抽屉里，锁着两个米簿，它让年少时遭遇连年饥荒的爸妈看到了最踏实的希望——粮食，干干净净的粮食，双脚双手无须被泥土糊就便得来的细粮。拥有一个能带来粮食的米簿，是那一代农家青年的梦想。

我们这些后辈，搭上了顺风车，目中无“土”地坐在工业化、信息化大生产和眼球经济的车轮上滚滚前进。脚下的土地，牢牢锁在三千丈水泥地板、拼接砖和大理石下，伸出几株树丫沟通天气；地产，对于城里的小年轻来说，是一种不动产，一种财富，一个场所，一个据点，它丧失了太多含义，甚至“土地”的本义。社会学家费孝通在《生育制度》一书中叹道：“靠种地谋生的人才明白泥土

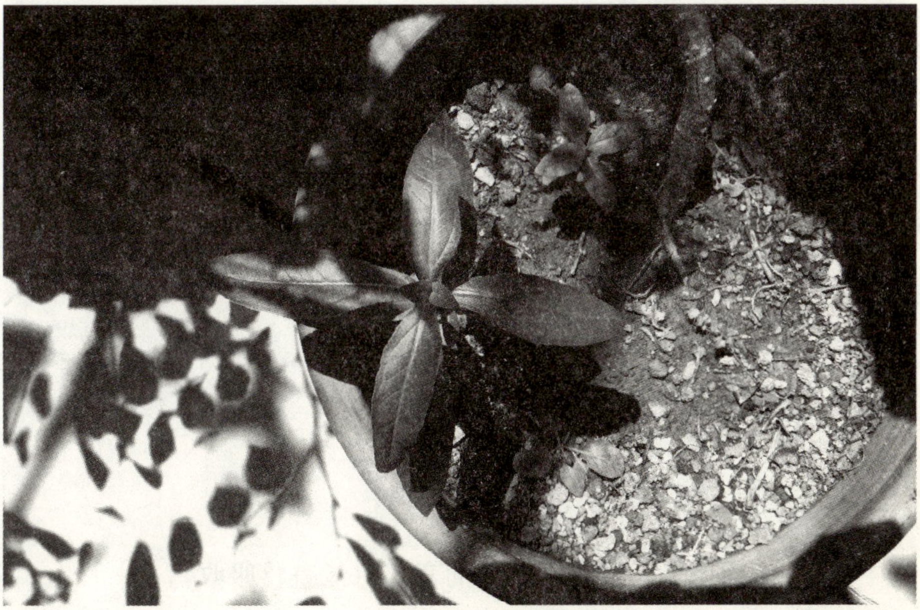

我直到今天才明白“土地”意味着什么。

的可贵。”因为，“农业和游牧或工业不同，它是直接取之于土地的。直接靠农业来谋生的人是粘着在土地上的。”

小时在乡下生活，大清晨尾随妗婆（舅妈）去买些早点，一路上看那些挑着铁锹出田垌的人，在巷道里，在田塍上大声打着招呼。因干活宜穿粗布旧衣的缘故，平日里种田人大多衣衫粗朴，但脸上有一分喜洋洋的神气，带有露水的清凉，很提神。他们脚下是赤裸裸的土地，大家都不穿鞋，孩子在乡间张着脚丫子玩乐，细沙是轻柔的，大小石子早已经被大人们踢到了路的两边。细想来，其实乡下的土路是世上最柔软的路，它是人们用赤脚一寸一寸打磨出来的。

妹小时，尚蹒跚学步，不会说话，有一年开春，我带她去公园。她一步顿一步地走着，在草地上停下了，那里并没有甜蜜的香花，没有蹁跹的蜂蝶，只有早春那翠色可人的芳草。天气还不是很暖，妹低下腰，在草丛间轻轻嗅一下，揪起几根草叶，咯咯地笑。是因为小孩儿都发自本能地喜欢土气和生机吗？我觉得小孩儿有最纯粹的感性，他们莫名的哭与笑，是因为察觉了那些被我们麻痹掉的气息：草儿的、蚯蚓的、瓢虫的、泥土的……

说起土地，我想起一位中医师，他在管理部门工作，还自己出钱办了一间义诊室，每晚下班后便到诊室出诊，我曾问起他如何保有充沛的精力，每日连续工作十几个小时。要知道，诊务是非常费神的。他的话让我印象深刻，“每天从诊室回来，我都会去跑步，从来不用跑步机，一定要去那大地上，大街上，为的就是吸收土气。”

土气，正是土地散发出来的生气。这些人的生活体验，不由让你觉得，其实人亦如草木，根在大地，只不过有了流动性，总归是要脚踏实地的，“飞离大地的自由”是一厢情愿的幻觉。

土地是一切生气的来源，这是没有人能否认的。“百穀草木麗乎土”，百谷草木，土之产物，是所有动物的食源。发明汉字的前人是多么睿智，一个“土”字，形象生动，直逼本质。《说文解字》中这般注解：“土，地之吐生物者也。二象地之下，地之中，丨物出形也。”先人早已将天地、万物和人生的智慧这等凝练地放入了一个个方块字中，无怪乎做学问的人要“咬文嚼字”并“引经据典”了。

问题是，这生气于人而言，可能直接吸收吗

大多数笃信“眼见为实”的现代人也许不相信，但古人相信是可以的。

庄子在《知北游》中借黄帝之口说了下面这一番话："生也死之徒，死也生之始，孰知其纪！人之生，气之聚也。聚则为生，散则为死。若死生为徒，吾又何患！故万物一也。是其所美者为神奇，其所恶者为臭腐。臭腐复化为神奇，神奇复化为臭腐。故曰：'通天下一气耳。'圣人故贵一。"大概意思是，天地之大，都是气所化生的，气聚成形，便有了"生"，气散形消，便有了"死"；气聚气散，生而有死，死而有生。这个观点并不只代表他自己，他说出了道家人的宇宙观。

一位叫戴圣的西汉礼学家编定了《礼记》一书，此中《月令》一篇是记录物候变化的，其中便有"仲春之月，……鹰化为鸠。季夏之月……腐草为萤"之说。我们曾以此为例批驳古人的愚昧，腐草就是腐草，怎么可能变作了萤火虫！我今天再琢磨，古人的世界观是以"气"为本的，所谓"化"、"为"某某物，指的是气在四时运行中交替呈现的物候现象。我钦佩这种流畅而浪漫的形象思维，世界如一幕大剧，戏里戏外时刻在变幻，如水一般淌过的万象流转，浸入了你的身心，有知有觉，也不知不觉。

中医里相信"气之交感"，天地之间，人与人之间，人与物之间，物与物之间，气的交流无所不在，亦从没有停止的一刻。常说阴阳五行，以此为纲辨证论治，五行的"木火土金水"，指的不是实质的这些个物质，而是气的五种运行方式。《尚书·洪范》这样解释五行：木曰曲直，火曰炎上，土援稼穑，金曰从革，水曰润下。阳气在一年四季里（也可说五季，春、夏、长夏、秋、冬）以生、长、化、收、藏的方式运行，周而复始。"木"象征的是一种有曲有直向上伸展的气运方式，"火"是向上升腾，"金"是收敛肃降，"水"是向下润泽，"土"是最复杂的，"土援稼穑"一语，指出了一种化腐朽为生机的转变能力，一种引发"质变"的圆融变通方式。

如今，越来越多人习惯了坐班，弹指一天，又一天，四季如春的工作环境，已经成功隔绝了时序的交替，阴阳五行，虚之又虚，貌似空言。种田人，他们站在四季的田边，饱览了气运的这一切，实在得不能再实在了：春气"生"，草木发陈，萌生新芽；夏气"长"，作物蕃茂，日渐郁秀；长夏气"化"，繁花日稀，果实日昂；秋气"收"，瓜熟蒂落，叶落归根；冬气"藏"，万物休眠，养精蓄锐。

种田人是要看天吃饭的，四季流转，物候有时，耕地插秧都讲时机，作物和果木的发芽、分蘖、拔节、授粉、坐果，与人类相比，是极其浓缩的一生，"机不可失，时不再来”这句话虽说的是战事，其于农事也是合用的。阴阳合历和五运六气是种田人的道，日用月用，或知或不知。

中医从物性来把握物质，不穷格物理，这是一种多大的智慧。

人的根是“脾胃”，根的故土是家乡的水谷

家弟有一顽疾，每食鱼虾，皮肤即发淡红斑疹，微微突起，瘙痒难耐，全身此起彼伏。夏天的时候，在姨家喝碗老汤，回到家中就犯病，一问，不过是因为那汤放了几粒虾米共炖。我摸着他手脚上的红斑，感觉他周身发热，困顿乏力，想来，那肚肠内里也不免发了斑疹，故时有腹痛，不思茶饭。打针点滴不外乎各种激素类药，暂解一时，不见根治。

据小姨丈回忆，他小时候也曾这般，后用一土法治好了，该土法有六味药，是生药：鸡谷子根，大风木叶，芦白，墨莲草，薄荷，最后一味，耐人寻味，李时珍在《本草纲目》记载称“东壁土”，“陈年者佳”，实则是乡下老土墙上头的烂泥。强调“东壁”又是何故呢？记得爸说，旧时，人一生有三件大事是必须宴亲告友的：嫁娶、乔迁、丧葬。嫁娶意味着成年，乔迁意指立业有成，丧葬则是对其一生的肯定与见证。盖房子是大事，讲究自然很多，各房布局便有朝向之说。紫气东来，厨房应设在东边，灶台也应依东墙而筑。如此一来，陈年的“东壁土”长年得到五谷、五畜和五菜的四气五味滋养，加上稻秸松柴的火力熏灼，日渐修炼成材。

家中老人说，东壁土可用“灶心土”替，就是灶心烧结的黄土块，这灶须得是烧柴草的土灶，而非煤炭火灶。这土又名“伏龙肝”，也是食尽人间烟火的宝物。妈翻出一口大锅，把六味药熬上一阵，晾至微温就让弟洗个药浴澡，弟身上沸腾的斑疹慢慢地平静下来。

乡土就是这般，人与人共生于斯土，那如丝如麻交织的关系网络如同村头百年老榕树的累累气根，粗壮的是家族与家族之间的世交，中不溜的是家族里叔伯侄孙之间的亲缘，细弱的是远房亲友的呼应，都秉受着一方水土的气韵。求医问药并不走互联网，走的是阡陌纵横的亲缘网，传递着现身说法的恳切与关怀。

2002 年 8 月 28 号，我乘坐往北的列车，从北纬 22°，东经 110°的玉林来到北纬 39°，东经 116°的北京，36 个小时完成了 2589 公里的坐标转移。一双脚，从亚热带的葱郁林间迈出，跨过暖温带的湖光山色，落下在中温带的华北平原上，一路北风，吹褪了一身的乡土。

那一路上的景象明明灭灭：丘陵的遁去带走了矮不隆冬的荔枝树和小巧清秀的水田；桂林的山簇突兀地从平地拔起而后隐没，内里有交织的溶洞，长年滴水，明流暗流迂回沟通；两湖南北相依，鱼米沸然，白鹤欢飞，一片水网，网下多少兜儿的蓝天白云；中原一如既往地一马平川，麦田和苞谷地漫漫无边，几十米甚至几百米不拉一条田塍；华北的向日葵有彪形大汉的架势，腰杆子有小碗口粗，刚刚地挺着，捧着硕果累累的金玉盘。

从南到北，或者从东到西，多少人曾走过这般跨越式的道路，多少人面对这一路景观巨变瞪圆了讶然的双眼！按十天干属性来说，“甲乙属木（东），丙丁属火（南），戊己属土（中），庚辛属金（西），壬癸属水（北）”，从南到北，离“火”趋“水”，六年前的我未曾料到这一时空大挪移会带来多少绵长的影响，且日渐剧烈。

我一如既往地吃米饭，喝凉茶，衣着单薄。在北京生活，最大的不适是终年冰冻刺骨的自来水和长年不肯止息的狂风。赤手洗衣服本是自然的事，当我洗了三年，才察觉自己手脚成天冰凉，受了寒，不得不戴上胶皮手套；南方的冬天，人在室内外穿着不变本是自然的事，在北京我还顺着惯性走，不久就吃了亏，受了风，反复感冒，不得不戴上帽子多加挡风外套。春假回到家中，妈看着我习惯自然地戴上手套戴上帽子，吃了不小一惊：这是坐月子没坐好的女人才会落下的虚弱体质！女儿正年轻怎么身体这样差了，还不如老妈？一问原委，直遗憾当年离家没让我带上老家灶头的黄土，稳一稳五脏庙，如今再调就很费事了。

这便是灶心土的另一功用：缓解、治疗水土不服。不独我家，南北方都有此习俗。武国忠先生在《活到天年》中有详尽的介绍和分析：“所谓水土不服，除了气候不服，最主要的是饮食不服，脾胃不适应这个地方的水，或者不适应这个地方的土养育出来的食物，就叫水土不服。人体得不到合理的营养和能量供给，于是什么问题都来了，通常是胃肠不适、恶心、呕吐、大便不正常或皮疹之类。不管是什么症状，都是水土不服。所以，克服水土不服，关键在于调理脾胃。旅行中如何把脾胃调得适合他乡水土呢？《本草拾遗》里有这样两个方法：‘鞋底土刮下，和水服，即止。另有一法最便，行旅中只带伏龙肝，虽在万里之外亦无异于故乡。伏龙肝即灶心土也，家家有之。’每到一个地方，只要出现水土不服，就将鞋底的土刮下来，兑水喝下去，马上见效。为什么呢？脾胃属土，土能补土，鞋底的土，既有家乡的土，又有异乡的土，二者相融为一体，喝下去以后，意味着脾胃能像容纳家乡的食物那样容纳异乡的食物。还有一个方法，就是带上家里的灶心土，不管在哪里都会和在故乡一样。”

种庄稼的、伺弄花草的人都晓得，要移植一棵树，一株花，必得先用旧土后填新土，否则很难成活；人有双脚能四处走动，看似无根，其实人的根是“脾胃”，根的故土是家乡的水谷，离乡背井的人，一头栽到异乡的环境里，断了家乡的水谷，和树木失了故土是一个处境。当然，人的机体有自我调节能力，身子壮实的很快就适应过来了，长年孱弱的却有可能落下病根了。怎么缓过这一个时期呢？不知老祖宗是怎样推演的，总之是发现了家里土灶的灶心土能解水土不服，也许是那土来自你成长的地方，沐浴过一般的阳光雨水，含有特定比例的微量元素，为你的身体所熟知，所习惯，再吸收了灶上水谷的四气五味，便有了安胃稳脾的妙力。

客居他乡，度过最初的“身心思乡期”，便要学着“入乡随俗”了

在外漂泊的游子，心口胃口常常会出神，想起家乡的风土人情，想起家中的老父老母，想起熟悉的家常便饭。这是身心共同的记忆，你的身体，终生不褪乡土的铭印，离乡越久远，这一方印记越发清晰。

客居他乡，度过最初的“身心思乡期”，便要学着“入乡随俗”了。从俗，是为了让身体自然而然地转变为脚下一方水土所要塑造的样子。当地人是什么模样，怎样过日子，且得一一留心学着，调整身心，过上“本土化”的生活，才能一举一动合乎自然。

如今，随着大经济的发展，我们喝的多是桶装水，吃的多是来自全国各地的吃食，很多所谓正宗的“当地人”也失去了“本土化”的生活。新生的孩子在丰富的环境中成长，也许能适应，而我的脾胃，是小厨工一下子压了大厨工的任，每天要与来自五湖四海的食料打交道，它的交际面，是最广的。我犯愁的是，我的性格有一些内向，我想，我的脾胃也是这样的，所以它有点闷住了，不大爱动弹。定型久了要改变确实有些困难，身心总是互动的，身体在努力适应的同时，需要我们打开一颗宽敞包容的心。

有一众所周知的名句，“橘生淮南则为橘，生于淮北则为枳。”出自《晏子春秋·内篇杂下》，2500年前的晏婴用这一个当时已经众所周知的农林常识，揶揄了楚王一番，齐人过楚犯偷盗，并非“橘劣”，不过是“橘至淮北，移变为枳”罢了，那是“枳劣”。后边还有一句话就鲜为人知了，“叶徒相似，其实味不同。所以然者何？水土异也。”水土有异，同种的草木纵有相似枝叶，性味已迥然不

同。据《本草纲目》记载，枳实味甘，性平，能止渴除烦，润五脏，利大小便，止呕逆境，解酒毒，辟虫毒；橘实味甘、酸，性温，只作果食不入药，入药的只是橘皮橘核，这就是味苦性平或偏温的理气化痰药了。

不仅植物和地域有这般联系，对于人和地的关系，先人亦早有记录，2200多年前成书的《黄帝内经·异法方宜论篇》便明确地指出了一些地域差异带来的疾病，对东西南北中各地人的体质和地理环境有一个分析：

东部临海，多食海鲜，咸入血，鱼生热，在这里生活的人看上去肤色青黑，皮肉疏松，容易发痈疮，要进行排脓治疗，用磨利的石片石针最合适，这种砭石疗法就来自东部；

西部飞沙走石，水土偏硬，当地人吃的是酥酪骨肉，长得肥厚，虽不太讲究穿好的，却也不容易受外来的邪气侵扰，生病多是身体内部的病，适宜用药物治疗，药物疗法就来自西部；

北部是高地，人们依山而居，因为风寒天冷，没什么好养活的庄稼，便过的游牧生活，住在野地上，喝的是牛羊奶，内脏受寒受滞，需要火力温通，于是产生了灸灼的疗法；

南方阳光充沛，水土薄弱，湿气大，当地人喜欢吃腌酸的东西和发酵的食物来帮助消化，酸主收引，这里的人皮肉都很密实，肤色偏红，容易痉挛抽搐，得风湿肢麻的疾病，针刺疗法应运而生；

中土大地平原坦途，河流湖泊交织，正是鱼米之乡，人口密集，这里的人吃食很杂，因为土地肥沃，物产丰富，人们生活安逸，劳动量并不多，容易得一些气血不流通导致的肌肉萎缩性疾病，在这里，指导人们做一些导引气血运行的活动如气功和按摩就是首选的疗法了。

可见，不同的地方环境不同，产的物不同，产的“人”不同，生的“病”不同，需要的“疗法”便不同。随着专业细化的弊端一一显现，全球化和通才化的要求暂缓了一味专科化的发展趋势，许多不同专业下的分支学科与其他专业下的分支学科水乳交融起来，在这个潮流中，人的健康和地理环境这两门学科相遇了，诞生了“医学地理学”这一边缘学科，遗憾的是这一学科起步便局限于西方科学的认识角度和方法，未能发掘祖先的智慧结晶。

医学地理学，不过一方水土养一方人

说是医学地理学，其实粗理大家都知晓，“一方水土养一方人”，说的不就是这个理吗？而且这个话还隐含了一些对性格特征的粗线条素描。人的差异不独是身体上的，还有心理、性格上的。现在南人北往，北人南迁，东人西走，西人东奔，中人外拓，道听途说式的交流天上地下全覆盖。我们听说，东北人实在，江浙人精明，湖北人狡猾，陕北人大气，两广人会生活，川贵人会享受，河南人叫人捉摸不定……不独生意人这么传说，军营里初评新兵时也这么传说。我们对号入座地检验着这些说法，自行做一些修正，继续途说着。对这些说法的热忱传说一来说明了人群的性格特征确实有地域代表性，二来反映了大家对远方的想象需要，似乎能由此给那未曾涉足的远方遥遥地投去一束光，在概念地图上开辟了大荒地。

前年夏天，我到福建龙岩玩，见识了闽乡出名的土楼，有方有圆，散落在溪谷中，气势恢宏。古代建一座土楼要花上一辈子的时间，甚至父辈动工，到了儿子辈还在建，可想而知这工程在当时是多么浩大。土楼的选址在风水学上有很多讲究，要经过寻龙、察砂、观水、点穴和立向几个步骤，观察山脉的走向、砂石的疏密、水源的来去和草木的盛衰等，在依山傍水的位置定下来，三四大层高达15米，飞檐微翘，与逶迤的山势很是相融。创造出这般奇迹的人们必是热爱一方乡土、细心观察与总结的智者。我在楼前的溪边看到繁茂的野草，有一种草很奇特，一节一节的长长，像接钢管似的，拔下一节来还可以接回去。我心想，这么奇特的草莫非有接骨续断的功用？一问当地人，笑说：这草，名字就叫接骨草。他们对生长在房前屋后的动、植物有清楚的认识，知道山水质硬，为防止结石，便常喝冬瓜汤以利尿消石；知道水性偏热，烹调食物便很少用烤、炸的方法，而讲究清淡，多吃水鸭。走过龙岩的大街小巷，你会看到很多店面或摊位在卖一种叫“清汤粉”的食物，清汤淡味，食客络绎不绝；特产也是清淡风味的，绿豆饼，地瓜干，笋干等等，没有大浓大烈的东西。人们代代相授，深植本土，平凡中有大智慧，这才是我向往的“本土化”生活呀。

“百步之内，必有解药”

土地滋养着在它之上繁衍生息的草木、动物，而共生在一方水土上的人与其他生物之间，更有着休戚与共的互动。广东省化州市有一位以治疗癌症出名的中医师，名字叫董草原，他租下几片山头种植草药，炮制配方，全是自己和家人动手。据他所说，那几片山头的草药足以治疗当地人的各种疾患。在金庸的武侠小说中，“以毒攻毒”、“相生相克”、“百步之内必有解药”的用药观点随处可见，中医药的阴阳五行观点隐含其中，传递给了读者。看似无理，却又在理，究其所以，不过是得益于自然环境这个多级开放系统的自我平衡，大体的稳定和局部的波动是一种趋势，达到稳态的环境总归是阴阳平衡、五行调和的。大毒药在中医人看来并不是什么大恶的东西，只不过是因为偏性极大的同时药性还过于峻烈，这是一种极端，只要用药性相反但同样峻烈的药物治疗，便“克化”了它的毒性。正因为小环境有小环境的阴阳平衡，一种烈性的草木附近极有可能生长着一种能制约它的草本或动物，“百步之内必有解药”这一说法虽不近精准，过于绝对，但它的理念是醍醐灌顶的。

在我的家乡，一至初夏，荔枝一波接一波上市，从举国闻名的妃子笑到清秀可人的丁香荔，再到夏末的桂味，当地人能开怀享用近两个月的佳果。这个季节，也是高烧的发病旺季，街头上你一看，不少人上火上得嗓子都哑了，为什么呢？看看那荔枝果，鲜红如火，又是应夏之物，是大热之品，助心火。有句话这么说，“家有一老，如有一宝”，老人家的经验宝贵得很。妈的办法只是让我们少吃荔枝，外婆却说没关系，但别用手剥了红壳只吃果肉，要把荔枝洗了，用牙咬破了红壳再吃果肉。红壳看着是红通通的，咬起来却是又苦又涩的，这样果肉配着皮吃确实不会上火，一丝苦衬着果肉的甜蜜，更清爽，不易腻。这便是荔枝自己的巧妙平衡了，它的果肉性热助火，外头一层皮壳却是性寒败火的，搭配得恰到好处。

这样浅显的例子不胜枚举，比如吃西瓜的时候，不能光吃甜丝丝的红瓤，还要吃些白瓤，一个性温一个性凉；吃木菠萝（又称菠萝蜜）果肉的时候，果仁留下来，用白水煮来吃，可以化解果肉的腻滞……我留心了一下，阴阳、五味的平衡多体现在果仁中，单独的草本根、茎、叶或动物身上，往往各有偏性，也许是造物主的精巧设计，让果仁自成一个圆满的整体，将来能给予种子周全的供养。

我有时想，乡土养育了我18年，在离开之后，我的身体要用多少年的记忆来感激它、想念它呀！

土地是世界上惟一最值钱的东西啊

我出生时上的是城市户籍，村中田地的分配与我再无关系。泥土和耕种于我而言，是遥远的概念。爸妈获得公职，离了田间地头，有老父母和兄弟姐妹留在村里，也不觉得太生分和想念。然而，世道是怎样地迂回辗转，当下岗、内退波及自身时，种田的生活成了爸妈心头的惦念。没有田地也无妨，只要能有一个“有天有地”的居所，有一个天井可以伺弄花草，搭几个架子种些当季的蔬菜瓜果，在秋阳下洗洗晒晒，闲时有个地方可以坐坐，把酒话桑麻。看着爸妈的生活，没有电脑，没有手机，没有汽车，却不觉得缺了什么，充实的生活也可以不需要太多的物质。他们扎根的土地上有亲朋好友、邻里乡亲，散步时的谈笑也是一天中重要的活动，平淡真实的社交和轮轴转的电视新闻已经足够让他们知晓小城的动静和大局的基调。

16岁的时候，我看玛格丽特·米切尔的《飘》，作者一开篇，便以思嘉父亲杰拉尔德的名义说出了那句贯穿全文的话：“土地是世界上惟一最值钱的东西啊！因为它是世界上惟一持久的东西，而且你千万别忘了，它是惟一值得你付出劳动，进行战斗——牺牲性命的东西啊！对于每一个身上有一滴爱尔兰血液的人来说，他们居住的土地就像他们的母亲一样。”当年的我并未读懂这一部名著想说什么。有的评论家认为主旨便是“明天又是新的一天（Tomorrow is another day.）”，我原来也是这么认为，这一句话激励了遭遇失去的人。可今天再看，这部书，分明是一部告诉人们要热爱乡土的书，作者反复描述着那片红土地的细枝末节，喃喃地述说着对家乡陶乐的热爱，“思嘉·奥哈拉，她不会放弃陶乐；她属于这片红土地，远比它们属于她更加真实。她的根扎在这血红的土壤里吸取生机，就像棉花一样。”当思嘉虚弱地趴在地上时，觉得泥土又柔软又舒服，像个羽绒枕头……

古今中外，大地都是农人的母亲，农人都是我们的母亲。

本土化的生活，以“土”为本，爱惜大地和共生的生物们；我们，惟有尊重土地，才能得到自然而然的自由，此中深意，至你知晓领悟的一天，终会热泪盈眶。

大地时时刻刻在给予，给予万物绵绵不绝的厚爱。

心 岸

–欢欢

一直以来，人们都喜欢说：我郁闷了。这话我也爱说。与此同时，我还总是对自己说：完了，我浮躁了。

没错，我浮躁了。这话咋听起来有点搞笑的成分，但是我的确曾经切实地感受过踏实，即使那是硬着头皮做完事情以后的感觉。但遇到自己心慌意乱的时候还是会对自己说：孩子，你又浮躁了，请安定下来。

“请向内，请安定下来，请坚强，只有自己才是自己的支柱”。这些小句子，在适当的时候，在我还头脑清醒的时候，我会对自己说。但很多时候，我还是陷在自己的情绪里，没有清晰明了的认识到是自己的情绪在支配了自己，做了它的仆人。

这种事情似乎在每个人身上都会发生，不是所有人在所有时候都能很好地控制住自己的情绪的。

年少时候，我喜欢过三毛，喜欢过安妮宝贝，喜欢村上的《挪威森林》，现在想来，这些人在书中塑造的形象都是内心有个方向，且一直这样坚定地走下去的，偶尔会遇到情绪失控的时候，但是自知，并且很快地恢复常态，他们的情绪像天空的风筝，不管遇到阴天、晴天，那根线，永远握在自己的手中，有收有放，

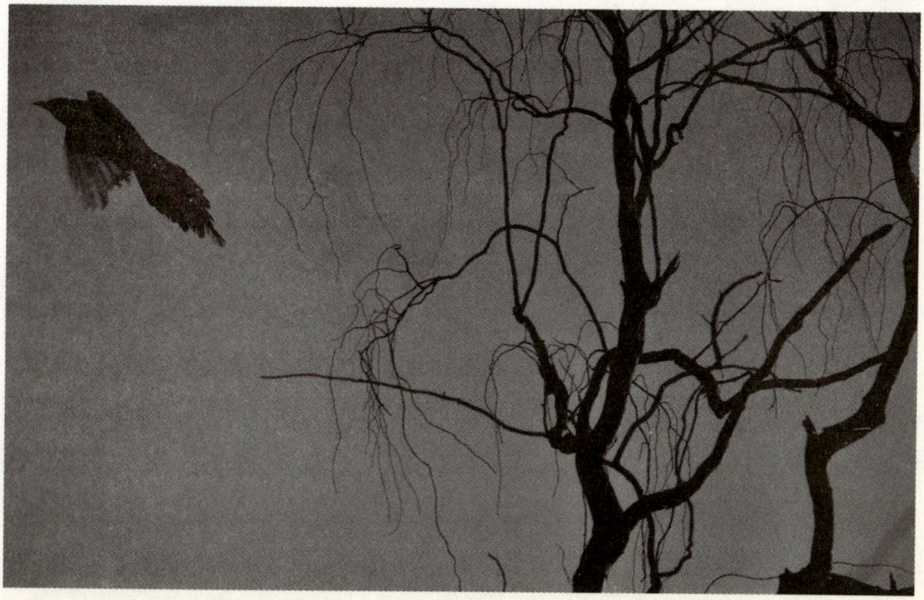

有短暂的混乱不堪，但是大部分的时间是安静且稳定地在天空中漂浮着。

在安妮宝贝的书中，她曾经描绘过这样一个女子，我当时看到这句话的时候极为喜欢，把它抄到了笔记本里：她除了唱歌，并不沉堕于欢场，洁身自好，只求谋生，在大学里进修摄影的课程。白天就素面朝天，背了包带着笔和本子去听课。买了一架旧尼康，用最廉价的过了期的胶片拍一些零星的记录。凌晨时下班，去街头找小餐馆吃姜葱炒大膏蟹。有提着竹篮子的妇女过来兜售茉莉花和玉兰，那些用白棉纱包裹着的新鲜花朵，非常香……

这种生活方式的描述显然是作者一个理想的生活状态，她更是喜欢这样的女子。表面看起来无过人之处，却对自己有着清醒的认识和坚强的内心。

而在挪威森林里描写的渡边君同样如此，一个内心同样清晰坚韧的人，虽不喜欢周围的环境，却只是安静地做好自己分内的事情，沉浸在自己构建的生活，心中如一泓湖水一样的平静。

这些人物虽然是虚构的，但在现实生活中一定是存在的，因为我认同他们，因为我没有修炼到如此境界所以才会喜欢，并且以此为目标一直努力着。

但大多数时候，我是属于失控状态的，心里有时候明明知道事情就是如此，惟有安心接受，但是常常觉得不甘心，非要把脾气发出来，胡乱地吃东西，熬着夜去唱KTV……用这些激烈的手段把自己的精力耗费没了，人彻底的累了，体能到达极限了，才被迫地安静下来去休息。但是第二天早上起来，睁开眼睛后仍然是一片茫然，心里还是空荡荡的。这是不是有点像神和身体没有合二为一，神在外面漂着，身体在本能地晃着？

这样想来我真的觉得自己如此悲哀，确实，如此悲哀。

现在的我大概22岁，说“大概”是因为年龄这东西有虚岁、毛岁之说，我总是分不清楚，所以暂且不论，大概的意思就是说我刚刚20岁出头，按常理看来这正值青春年少的大好时光，可是我却常常觉得这世界犹如一个巨大的幻象，过于华丽盛大并且真实。

我坐在公交车上，迎面而过的广告牌，设计独特，内容生动吸引人。我会突然地想：看，巨大的幻象中，有一种叫做广告的行业在频繁地活动着，为这个盛大的幻象添加了更为精彩的一幕……

可是如此盛大的幻象中，我们该如何找到相对存在的真实？

清楚地认识自己的情绪，这应该是很重要的吧，现在好多人喜欢去练习瑜伽，把它当作一种减肥健身的运动，在我接触了瑜伽之后，才知道瑜伽一词是由梵文 YOGA 一词音译而来，在梵语中 YOGA 是指马和马车连接的部分，形象地被认为是连接的意思。曾经看过一本书，书中说，马儿是我们自己的情绪，马车是我们的身体，马车中的人就是真正的自我，而 YOGA 作为马的缰绳是一种约束手段，这让我们能够清醒地认知自己的情绪，并且能控制好它，当我们因为一件事情大发脾气，因为一些事情灰心丧气，这时候我们应该试着去认识到这是我们的情绪之马在没有约束地横冲直撞。只有清楚地认知到这一点，然后试着找到方法去控制它，才能得到解脱。

现在回忆起我第一次接触 YOGA 的情景，比较幸运，是馆里面最好的老师带课，现在想起来真的要好好谢谢她，是她把我领进来，感受到了除了体式外的瑜伽之独特魅力。

在第一天上课之前，有一个放松的过程，老师关掉大部分的灯，屋子里的光线变得微弱，四周也自然地静了下来。“以莲花座盘坐在垫子上，坐骨下沉，脊柱伸直，头顶百会穴指向天花板……”然后老师会强调放松，并且关注自己的呼吸，“放松双腿，让自己很稳地坐在垫子上，放松面部表情”，只有老师指出来，我才会意识到自己的面部是很紧张，不放松的，“关注自己的呼吸，均匀稳定的呼吸”，渐渐地呼吸稳定下来，人自然变得沉静下来，周围越发的安静，只有老师稳定、轻柔的引导词在教室里回荡：“现在，请大家继续放松自己的面目表情，放松自己的眉头，不要再去锁紧它们了，感觉自己的两个眉毛像两叶弯舟一样可以自由地飘荡”。跟着老师的引导词尽力地放松着，感觉到自己眉头哗的松开了，脑袋里的东西似乎清明了许多。“现在想象着眉间有一朵莲花在慢慢地出现，一瓣一瓣地盛开……”回忆到此时，我应该仔细描述下当时老师的声音有多么的好听，入心，周围有多么安静，气氛如何安详。

但是，可惜的是我不会，我不会用合适的语言把气氛恰当地描述出来，但是当时的结果是我慢慢地感受到眉间有一朵莲花，在慢慢升起，并且越来越清晰，最后一瓣一瓣地盛开，眼泪在那一瞬间也溢满了整个眼眶，似乎所有的压力和不开心的事情都随着眼泪释放出去，整个人变得轻盈起来，就这样，我在暗暗的房间里听着老师的引导词，偷偷地流着眼泪，心满意足且心里安静着做完了放松的课程。

下了课之后，不仅身体觉得轻松了许多。整个人也显得精神多了，我对自己说，这东西，我要一直学下去。

从接触瑜伽到现在已经有两年的时间了，前段时间参加了教师培训课程，为期一个月，每天早上 7 点上课，5 点半起床，做一个小时的车赶到上课的地方，开始早课的练习。一个月以来几乎没有迟到过，每天做体式，锻炼柔韧度和力量，苦虽苦，但从来没有抱怨过，只觉得满足和充实，过马路的时候会对自己说：要小心啊，不要出意外，我的瑜伽还没有更好地学习呢，一定要好好地照顾自己。

那段时间，觉得自己一下子懂得了珍惜自己，似乎有点战争还没结束，要继续保持革命火种的意味。

其实我是幸运的，也觉得知足了，一个人能及时找到自己喜欢的东西是件多么幸福的事情，虽然我仍然觉得世界是个巨大的幻象，高楼大厦，游乐场，广告牌……这些都是我们制造出来的幻象，五彩斑斓，看着似乎真实存在着，但是却始终无法走进我的内心，带来给自己真正的喜悦与满足。

我曾经想过，为什么我会偏偏喜欢瑜伽，后来渐渐地在练习和书中找到了答案，原因在于它可以让我专注于当下。一个动作体式在保持的时候，我的感受都在身体上，绷紧起需要紧张的地方，放松需要放松的地方，然后顺畅地呼吸，缓慢地吸气，深长地吐气，所有的感觉都在关注自己的身体变化，即使有酸痛的地方，也告诉自己要放松、放松，放下所有的戒备心和紧张感。只须慢慢地去享受这种酸痛。结果是我做到了平时做不到的体式，满足感自然由心而生。

现在我终于明白，瑜伽是什么。其实瑜伽可以是任何事情，可以是写作，可以是跳舞，可以是喜欢中医，可以是修下水管道，甚至可以是玩游戏。关键在于我们是否心在当下，那怕是一个修水管的工人，他在全心全意地修着下水管道的时候，精神是完全放在这上面的，这种对待事情的专注力会反作用于自己身上，让自己的意识变得更加的专注和清明。

我也可以说他在做瑜伽。

这样看来，瑜伽也好，舞蹈也好，中医也好，都只是一种方式，把自己的精神世界和外界事物很好地联合起来，找到一个完美的契合点，整个人都会处于一种警觉的状态，这种警觉当然不是形容一个人处在一种紧张的状态里，而是针对自己内心的一种警觉，时刻提醒自己不沉迷于这个世界所营造的巨大幻象及种种诱惑当中。

于是现在 22 岁的我开始试着去理解什么是真实的，现在大概理解为：找到自己喜欢的事情，并且一直努力专注地做下去，这就是真实，就是活着的意义。之所以强调22岁的我是这样认为的：是因为我不确定当我30、40岁的时候我会不会改变看法，认为孩子是最重要的？家人是最重要的？但不管怎么说，心里有所敬畏并且一直坚韧地走下去，对苦难的担当就如同对喜悦的渴望，都要以赤子之心坦然相对，这样的想法是不能改变的。

单元 2
厚重生命

在众多读者的来信中，我们选登了一位癌症亲历者和一位生态医师的来信。

《“六字真言”铺就抗癌路》的作者李传奇先生是一位癌症亲历者，他和夫人都曾经历过癌症的爆发和多次转移，经过多年抗癌实践，他和妻子坚持不懈地寻医与自救，总结出“六字真言”：爱心、读书、耐力，和大家分享，在面对癌症时先从想象的恐惧中自我释放，同时，清醒地意识到情绪对疾病反复的一个触发式作用，关键要消气排毒，为此他借鉴多位医家经验，创编出“拍打排毒消气操”，通调身体的要道。这对大家领悟“气”、情绪和疾病的微妙关系将大有助益。

《云南来信》是一位远方读者，杨忠先生的来信，他与我们分享了自己在中西医学、苗医学、社会医学、天文医学和环境医学各领域中游弋所得，并自称“生态医师”，这封信带来了我们所期待的医学大融合的佳音。之所以踏遍千山万水的寻访中医人，执着于再现原生态的中医文化，正因为我们一直秉持的“大中医”理念：中医并不只是医学范畴的事，它是生命范畴，甚至超越生命范畴的。杨忠先生从水稻的育种及生产栽培环节中，发现了育种这一年的水稻种子形成周期本源的时象结构〔遗传、基因〕和第二年水稻种植生产周期的时象结构〔变异、进化〕以及两个周期时象结构的相生相克的平衡关系，认为这两个关系的平衡与否决定了水稻是否优质高产、稻温病是否可控。这个发现和《中医人沙龙》首期《子宫好，女人才好》专题中，山西女科所发现的人之前世（出生前/胎儿期）与今生（出生后）关系恰是相互印证的！生命与生命之间，还有多少息息相关的奥秘有待发现啊！还是那句话，视角决定出路，换一个视角，你会获得一个全新的世界。

欢迎大家来函来电，交流更多独家见解。

“六字真言”铺就抗癌路

——谈我们夫妇患癌均愈深层原因

－山东　李传奇

我与爱人均患有癌症，又都出现过复发转移，被很多很多的权威医生判为不治，但我们却都康复了，所以便有不少癌友羡慕我们，并一再追问，你们真幸运，两人都好了，是如何治疗的？是何原因？

具体的治疗，可参看我写的有关文章，至于深层原因，是“爱心、读书、耐力”六字，铺就了我们的抗癌路。

首先，家中充满爱

一谈到爱心这个问题，读者可能马上就会想到，夫妇两人一旦有人患了癌症，双双要相互关心，相互照顾。的确应该如此，而做到这一点也很重要，但仅仅做到这一点，是远远不够的，其中最重要的是，患者和家庭其他成员，一定要解决好“病该不该看”这个首要的问题。

目前，很多人都认为，癌症是不治之症，特别是到了晚期，出现了复发转移，不管是平民百姓，还是绝大多数医生，都认为再怎么治疗也不会有多大希望。所以，每当家庭成员中有人患了癌症，这是否应当去认真治疗的问题，就成了一个首当其冲的大问题。此时，放弃治疗者有之，更多的则是做做样子，尽尽心。癌症本来就是一个难于在短时间内治愈的疑难症，一旦有了这种心态，这种态度，不要说放弃治疗，就是治疗，也很难做到全力以赴，千方百计，当然就很难有好的结果。那么，作为家庭其他成员，到底应报一种什么态度呢？我认为，应该报的态度是，“只问这病该看不该看，不问看好看不好”，如果过分强调看好看不好，就必然会影响到我们对待看病的态度，影响你看病时的每一个具体行动。我们在看病的过程中，也同样遇到了这样的问题。

如我爱人 1985 年发现患有癌症的时候，就遇到这种情况。当时有不少人善意对我说，“你也别太难过了，周总理患了癌症都没法，你有啥好法子。”在我带爱人到省立医院看病时，一位 60 岁的老头也诚恳地劝我：“你上有年迈的父母，下有三个不懂事的孩子，如果花过多的钱给家属看病，不但钱花光了，还欠下一屁股账，家属的病也没看好，这以后日子该如何过，你即使不为你自己着想，也该为孩子们着想啊！”言外之意是，劝我不要再花那么多的钱到处给爱人看病了，因为这病谁也看不好，花钱也是白花。

开始我一听，觉得他说的似乎有理，但转念一想，爱人自来到我这个穷家，力没有少出，可没有过一天好日子呀！如果不去认认真真地给她看病，能对的起她吗？对得起自已的良心吗？如果那样，自己能心安理得吗？我越想越觉得这种思想是非常错误的，是自私的，是不道德的。于是横下一条心，不管别人如何议论，我都要认认真真地给她看，或许苍天有眼，看着我如此痴迷地给爱人看病，会让爱人好的。即使看不好，花钱白花，我也要好好给她看病，哪怕把房子扒了卖了，我也在所不惜，绝不后悔！而要做到这一点，靠的是什么？是爱心，是一颗无私的爱心！我认为，作为患者的爱人、子女和其他亲人，此时我们首先要考虑的是，此病该不该看，而不是看好看不好，做到尽人事，听天命，如此而已，岂有他哉！

十几年后，爱人出现肝转移，肿瘤长得很大，直径有17厘米。这时，人们纷纷议论，都说宪臣这次是没望了，所以便有人跟我说，“不要怕，宪臣要是不行了，我再给你介绍一个比这好的。”铁了心我，没有半点动摇，我带着她去菏泽，去济宁，去济南，到处给她看病。后来需要做肝部手术，我就找省内最好的外科医生！2003年，爱人又出现第二次肝转移，找第一次给她做肝病手术的医生，人家说什么也不敢做了。没法，我们又来到北京，医科院肿瘤医院的一位最有权威的医生也不敢给做，不知什么原因，当夜我就病倒了。这时一位领导劝我，“这次宪臣是真的没有希望了，像你这样大年纪，再找一个老伴不会太难。”2007年初又出现了第三次肝转移，2008年秋又出现了肺转移…但不管出现什么情况，我们首先所想的都是这病该不该看，而不是病看不好了，因此敷衍。试想一下，如果没有一颗爱心，24年如一日给爱人看病，能办得到吗？如果过于考虑能否看好的问题而放松了治疗，爱人能有今天吗？2004年10月，不幸又降到了自己的头上，我又患了贲门癌，两年后发现肝肺多发转移，所有的人都认为我已没有了治愈的希望，可爱人和孩子们也没有因此放弃对我的治疗。

还有，看病不仅需要患者家庭其他成员具有一颗无私的爱心，就是患者，同样需要有一颗无私的爱心。在20多年的求医过程中，爱人总是考虑家庭的难处，我的难处，总想着少花钱，吃药拣便宜的，有时服用有效的单方，进行食疗。后来当我患了癌症的时候，我也是经常考虑家庭的经济状况，孩子们的难处，能少花钱就少花钱，后来不是同样也好了吗？正因为如此，尽管我们手中钱不多，但我们的病还是好了，身体恢复了。在20多年的求医过程中，我也见到有极个别的患者，对家庭的困难考虑的较少，一心想着去大医院，吃贵药。笔者不是一概反对去大医院，吃贵药，而是说，啥事都要量力而行，何况，到了大医院，吃了贵药，也不一定保证会好。不管怎样，总要从实际出发吧！所以，要看好自己的癌症，患者和家庭其他成员，双双都要有一颗爱心，共同想法把有关的事情办好，把病看好。

其次，笔者爱读书

台湾师范大学教授曾仕强在《易经的奥秘》一书中谈到，人一生的命运如何，决定于以下五个问题：一命、二运、三风水、四积德、五读书。他说，有的人认为，命排在第一，所以最重要，我看不一定，也可能读书最重要。对此，我颇有同感。如果我不读书，不爱读书，不会读书，我一生的命运就一定要重写，我的病（这也是命的一部分）也好不了。

回顾笔者的一生，我在很困难的情况下求学，所以读书很认真，结果才考上了师范；后来我学会了学习、实践、思考（包括写作）三结合的学习方法，所以工作中的成绩就比较大，我写的文章、我分管的工作，多次见诸国家和省地各级报刊杂志，为我县的教育工作争得多个部级奖励，《中国教育报》《山东教育报》和《菏泽日报》等多家媒体多次介绍我的事迹，1994年教师节期间，在人民大会堂受到江泽民等党和国家领导人的接见；后来爱人患了癌症，我就征订了很多有关抗癌健身方面的报刊，购置不少有关抗癌健身方面的书籍，从中搜索抗癌健身方面的信息，为给爱人治病寻找有效的方法。每经过一段时间治疗，我都要做认真的思考，然后把它写出来，其中有些还发表在有关的报刊杂志上。2004年，我发现患了贲门癌后，更是发愤读书，寻觅抗癌健身之法，并付诸行动。每经过一个阶段，就要进行总结、思考、写作，所以近几年写的抗癌健身的体会也最多。正是在读书、实践、思考（写作）中，我一天天康复起来。

关于读抗癌健身书的问题，是否应注意以下问题：

一是读书的范围。一是抗癌书，二是健身书，仅仅读抗癌书的做法不全面。读这方面书时还要注意看作者是什么人，我们要多看癌症患者自己写的书，多看久病成医的人写的书，多看临床经验丰富的人写的书。要多看中医有关抗癌健身方面的书，那些专业性太强有关西医方面的书，最好不看，有时看了还会起不好的作用。

二是读书的方法，要带着问题学，活学活用，急用先学，边学边思，边用边思，及时总结，不断提高。要注意把书中知识变成行动，把行动变成习惯，那种只学不用或浅尝辄止的做法要不得。我的做法是学习、实践、思考三结合，并利用写作帮助思考，完善思考。而所以这样做的目的，就是要通过读书找到治愈癌症、使自己康复的原则和方法。

三是当书上说法不一致时，就要认真阅读作者的身份、经历，写书的目的，想一想他的这些说法是从哪里来的，是作者从其他地方抄来的，还是他们自己亲身的经历。我告诉你，现在抄书的人可多了，据我所知，有些名人也在这样做。还有，我们还要记住孟子说的一句话，“尽信书不如无书”，对书上说的，一定要坚持一切先行试验的原则，看效果，看试验后身体的反应，决不可盲从。总之，书要读，还要会读。

至此你可能明白了吧，是读书帮助我们夫妇战胜了癌症，改变了我们的命运。读者也不妨回忆一下自己的一生，你读不读书，会不会读书，是否对你的一生也有很大的影响。所以我真心地奉劝癌症患者，读几种抗癌健身方面的杂志，购置几本抗癌健身方面的书籍，绝对有好处，你不妨试试。令人遗憾的是，目前很多人不爱读书，不会读书，先前的《防癌报》、《中国抗癌报》等，已因发行量不足而停刊，目前几家办得很好的抗癌杂志，其发行量也不太理想。其实学习抗癌知识，才是最廉价的抗癌。

有的人可能会说，我不识字，没法读书怎么办？那也有法，办法就是耳朵多听，眼睛多看，嘴巴多问，脑子多想，尽量多的收集有关抗癌健身方面的有用信息，做好决策，同样可以把患者的病看好。我们读书的目的，就是为了多方搜集抗癌健身信息，以便做好决策。如果你通过其他途径收集到了这些信息，不是同样可以吗？为了增加搜集各种信息的渠道，我这个对电脑一窍不通的科盲，又开始了对微机的学习，心中有说不出的高兴。

第三，路遥靠耐力

我们都知道，短跑要的是速度，而马拉松赛跑要的除速度以外，还有耐力。癌症是一种慢性病，特别是到了晚期，治疗和康复需要的时间，相当漫长，所以患者及家属就要有一种打持久战的准备和耐力。1985 年 5 月爱人手术以后，服中药五年多，服单方猫眼草煮鸡蛋五年多，坚持食疗喝薏米粥五年多，直到现在还在喝，坚持订阅抗癌健身方面的报刊杂志做法，更是从未改变。我自 2006 年底肝肺多发转移三年以来，练郭林气功从未间断，睡觉前热水泡脚从未间断，早睡早起从未改变，起床后喝一杯温开水从未间断，坚持晚饭喝粥的做法从未改变，坚持每天都要读书写作的做法从未改变 ，患了感冒、腹泻后坚持非药物治疗、基本不吃药的做法从未改变，坚持经常艾灸神阙、关元和足三里等穴位的做法从未改变，坚持起床前做 30 ~ 60 分钟床上按摩的做法从未间断……有不少人对我说，你这样做太难了。我的感觉是，开始确实有点难，但是目前不感到难了，而是要改变这种习惯，反倒有一定的困难。比如读书写作，已经成了我生命中不可缺少的组成部分，须臾难分，因而不但不是难事，而是一种爱好和享受，何难之有？

当然，由于我们抗癌健身的时间相当漫长，遇到的困难很多很多，需要耐力的地方很多，决不止上面谈到的这些，这里不准备多谈了。而目前的社会普遍存在一种浮躁的情绪，急功近利的思想，所以要做到这一点，也并非易事。

读者朋友，我们夫妇就是这样，依靠爱心，依靠读书，依靠耐力，解决了这病该不该认真看的问题，解决了这病如何看病的问题，解决了将正确的做坚持下去的毅力问题；而且这三个问题又是互相关联的一个整体，缺一不可。如果我们反观一下那些治疗失败的病例，你就会发现，有不少人恰恰是在这三个问题上出来问题，而我们认为，是“爱心、读书、耐力”，给了我们力量，给了我们智慧，给了我们毅力，才铺就了我们这条崎岖而漫长的抗癌路，康复路！

2009 年 12 月 7 日于菏泽

附：

拍打排毒消气操

大家知道，百病起于气，祛病需消气。而且有很多时候，生气又很难避免。为了尽快消除胸中的郁闷之气，把生气造成的危害降低到最小，我试图编了这套消气操，有意者可以试行。即使在不生气的时候，也完全可以做一做，有气消气，无气健身。此操也完全适用于癌症患者的排毒、消气、健身。

一、拍打两肘窝。先伸出左胳膊，并使胳膊与身体保持 45° 角，手心向上。用右手手掌拍打左胳膊上的肘窝 81 下。如果能使此处出痧，不要害怕，可能效果更好。肘窝是手三阴经即肺经、心包经、心经通过的地方，拍打肘窝可以消除心肺的瘀堵。

二、拍打膻中穴。用左右两手掌交替拍打膻中穴 81 下。也可以用空心拳叩打。膻中穴在两乳头连线的中点。如果是女士，应该是平躺时的位置。此处用力不宜过大。有少数人开始拍打时可能比较痛，可以先用手上的大鱼际，从上到下按揉。过一段时间后，疼痛就会好的。而且越是疼痛，越要按揉、拍打。膻中穴又叫气会穴，它处在两肺之间，左心之右，两乳之中，胃部以上，所以可以预防和辅助治疗心、肺、胃和乳房的毛病。按西医的说法，是人的胸腺所在之处。所以按摩拍打膻中穴有很多好处，这里主要应用它的消气作用。

三、拍打左右腋窝。抬左臂，把手放在脖子的后面，然后用右手拍打腋窝 81 下。做完左边，用同样的方法拍打右腋窝 81 下。此处尽管只有一个极泉穴，但这个区域却与心、肝、胆都有关联，拍打此区域，对肝、胆、心都有好处。

四、拍打左右期门穴。期门穴约在乳头下三横指处。双手握空心拳或用手掌都可以，左右交替拍打或按揉期门穴 81 下或 3 分钟。期门穴是肝经上的一个要穴，是中国刮痧排毒王王敬治疗一切肝胆疾病所必选的一个穴位。拍打此穴对于舒肝理气无疑会有很大的好处。

五、拍打腹股沟。用空心拳或双手的小鱼际，同时拍打腹股沟 81 下。腹股沟是脾经等三个足三阴经通过的地方，容易出现瘀堵，所以在很多拍打健身操中都有拍打腹股沟的内容，是所有健身操中不可或缺的。

六、拍打两腘窝，及膝盖后面的委中穴、委阳穴。两脚尖内叩，同时用双手手掌，用力拍打腘窝 81 下。此处如果出痧，效果会更好。腘窝犹如汽车的排气筒，使人体排出体内垃圾的主要通道。此处又是膀胱经上的要穴，而膀胱与肾相表里，所以拍打腘窝还可以强肾利尿。

七、拍打足三里穴。足三里穴在膝下四横指，胫骨的外面凹陷处。先伸出左腿，脚尖内扣，右手掐腰，左手用力拍打左腿的足三里穴 81 下。然后用同样的方法拍打右腿的足三里穴 81 下。也可以取坐式，用两手同时拍打两边的足三里穴各 91 下。足三里穴是八大保健要穴，是有名的消气穴，可以消胃肠之气。拍打此穴可以健胃、降浊、降血压，拍打此穴好处很多，这里取其降浊、降压作用。

八、点按左右太冲穴。太冲穴在足大趾与二趾两根骨头的交接处，也即在足大趾与二趾交接处向上约二指处，当你用手指在两根骨头之间向上推，推不动的地方就是此穴。自己可以用大拇指的侧面，用力向下按压，而且越痛越要按压，直到不痛为止。接着再往下按压，一直按压到足大趾与二趾交接处。每次点按 3～5分钟。太冲穴是有名的消气穴，可以消肝经之气。

此操中包括北京“最贵中医”武国忠所说的八虚，即两个肘窝，两个腋窝，两个腘窝，两个腹股沟，是道家秘不外传的排毒养生秘诀。除此之外，还有胃癌患者、自学成才的按摩师陈玉琴救命要穴之一的膻中穴，还两个有名消气穴，即足三里和太冲穴，它们个个都是保健和（或）排毒祛病的大穴、要穴，拍打这些穴位、区域，不但可以作为临时消气之用，还可以作为平时保健措施。当你生气的时候，如果能做完此操更好，如果没有时间全部做完，也有重点拍打八虚外加膻中、太冲两个穴位。

在做此操的过程中，由于手掌的面积较大，一般不会拍打错地方，即使拍打的地方不太准确，也没有关系，请您放心拍打好了。

2011 年 1 月 27 日于北京

一封云南来信

尊敬的田原老师：

您好！有缘读《中医人沙龙》一书，学生我深受感动，浮想联翩，夜不能寐，欣然命笔。

学生我自幼多疾，尝尽了病魔缠身之苦，故立志学医。学医以后，在与疾病双向斗争中，我把西医学、中药学、苗医学、社会医学、天文医学、环境医学结合起来。因此，我在家乡贵州省苗岭山区乡镇卫生院当了4年的外科、全科医生。在素有“动植物王国”之称的云南省罗平县人民医院当了16年的大外科医生。在罗平县人力资源和劳动社会保障局下属的医保中心从事社会医学10年至今。在30余年与疾病双向斗争的过程中，我发现了特异植物群“百步参系”，天然配方保健火生物质热源反应堆及天然配方水，为构建我国具有东方思想特色的生态医药工农业生态和谐产业区打下了坚实的基础；虽然国家在民族医、民族药方面出台了一系列保护、开发的指导性意见，但在省级以下各级政府及相关部门眼中如同虚设，没有实质性进展，这给我们开发民族医、民族药增加了很多困难。但是，为了民族医药的保护和发展，我们将一如既往地战斗下去，并向医圣张仲景学习，长沙太守不当、潜心医药；向药王李时珍学习，朝廷太医不当，潜心医药。争取后半生写出一部当代的《伤寒论》、《本草纲目》。同时，在艰苦斗争中，向老师你们倾诉心灵深处的心声，并取得你们尽可能的帮助，使中医药、民族医药更快地走向世界。（请看：《天文历史背景下苗家医药形气转化思想生物多样性应用“生物能”转化为“太阳能”对世界十大医药学难题的战略应用》一文及后续的《天文历史背景下苗家医药形气转化思想生物多样性应用“天然配方火”对我国环境保护与经济发展的重大战略意义》、《“天然配方保健火”主生物能转化为太阳能扶阳治病对称性原理的天文学及数学基础》两文。）

附：

《天文历史背景下苗家医药形气转化思想生物多样性应用“生物能”转化为“太阳能”对世界十大医药学难题的战略应用》

一、历史的回顾

（一）万物的生长靠太阳，人类在原始社会时代，就已经重视太阳的起落及昼夜变替、四季寒暑的变迁对农业的影响；进而出现了对太阳的崇拜。人类从钻木取火开始，对人类认识自然、改造自然、和谐自然迈进了一大步。这也是人类成为万物之灵的最重要原因。进而从饮食、生活、冷兵器时代进入现代文明。然而，由于工业文明，石油农业的兴趣，大量的开取煤炭、石油，地球之肾受到了空前的损伤，人类的阳气大大衰败，加上生活习惯的不良，由此心脑血管疾病、癌症、糖尿病、肝肾功能衰竭日益增多。为此，古老中医的扶阳火神治疗理论在这一历史背景下大放光芒。生物能转化为太阳能对解决世界十大医学难题将起重要作用。

（二）数十年以来，无论东方国家还是西文国家，无论是传统还是现代，对生物多样性的研究大多只停留在形的层面，无论宏观的、微观的都是如此。而在天文历史背景下对生物的“宇宙生物性”、“生态人文社会性”、“生态保护性”、“生态资源能源性”、“生态扶贫攻坚性”、“生态可持续发展文明性”等多样性的研究很少有人触及。具体举例来说：如水稻育种及生产栽培，人们只重视水稻生产周期有形的方面，看得见摸得着的方面，而忽视了天文历史背景下育种这一年的水稻种子形成周期本源的时象结构〔遗传、基因〕和第二年水稻种植生产周期的时象结构〔变异、进化〕以及两个周期时象结构的相生相克的平衡关系，如果平衡了这两个关系，那么水稻的优质高产就指日可待，稻温病的防治就指日可待。其他农作物及人的疑难病的道理也是一样的。

二、两种概念的对比

“速度＝距离÷时间”这一现代物理学的重要概念在现代科学应用中有着举足轻重的作用。然而把它放在无限的宇宙太空中它举足轻重的作用就荡然无存了。速度的快慢对于古人及现代人来说都是可以感知的。时间的长短对于古人及现代人来说同样也是可以感知的。而对于距离来说，在地平线观察视觉范围内及一定的速度范围内也是可以感知的。这就是现代科学的伟大之处，而把它放在无限的太空中，由于无法确定参照物，无法确定起点和终点。因而无论古人、现代人都是无法感知的。用现代数理逻辑体系也是无法计算的。只有在天文历史背景下充分利用太阳运动周期、月亮运动周期、行星运动周期，参悟出阴阳术数构系，人们才有可能在生物能转化为太阳能、生物有形转化为无形可燃性气态医疗方面找到立足点。

三、现实实践探索的证实

经二十余年的艰苦努力，学生我探索出了特异植物群“百步参系”，具有上述天文背景下的“宇宙生物性”、“生态人文社会性”、“生态医药保健性”、“生态高效经济循环性”、“生态资源能源性”、“生态环保性”、“生态扶贫攻坚性”、“生态可持续发展文明性”等特性。以特异植物群“百步参系”中的“百步参”为例来说，它的宇宙生物性具体体现在：它的叶是青色的、茎是淡紫红色的，根是黄色的、花是白色的、种子是黑色的，像这种五色具于一体的植物世属罕见。而人世间五彩缤纷的世界不外乎青、赤、黄、白、黑五种颜色；人世间美味的再现不外乎酸、苦、甘、辛、咸五种味道的协调、平衡。“百部参”禀赋了两年的时象周期，给我们展现了植物的生长化收藏规律及五行的生克制化平衡规律。从而为我们探索上述特性奠定了基础、指明了方向。

学生我以此为基础，设计、制造了阴阳八卦生物质热源反应堆，以植物“百步参系群”为主，加上木材废祛物及农作物桔杆为辅助原料，使之产生可燃性气体，这种气体可进行五行分类，有相生相克关系，把生物多样性生态应用通过热源反应堆，使生物能转化为太阳能，其中含有氧、氢、氮、碳四种基本元素；这四种元素组成了宇宙大气升降沉浮的圆运动。因此，应用此可燃性气体一则可治疗很多疑难病，二则可加工食品，味道奇美，三则可开发富有中国特色的保健食品工业，四则可以替代我国能源不足，五则大补人们的阳气不足，六则可将生物能转化为太阳能。在其他生物试验方面，学生把它提炼成药品，将其浸泡“玉米”种8小时，在同样施肥条件下，最瘦薄的土地比最肥沃的土地增产，将其浸泡云南省家科院卢义宣教授培植的“天然配方米”谷种，在缺水的高寒山区种植，取得了在干旱异常严重的年份里比其他品种好的收成，将其浸泡生姜种，对姜温病的预防有很好的作用。

四、未来的展望

如能在天文历史的背景下把生物多样性上述八在特征开发出来，从医疗方面来讲，世界十大医学难题有望突破，为什么有如此的信心呢？因为近200年来，以扶阳火神派宗师郑钦安先生为代表的先圣们利用医圣张仲景创立的四逆汤中附子为扶阳要药，解决了许多现代医学无法医治的疑难病。云南名医吴荣祖先生，成都中医药大学的卢崇汉先生，山西老中医李可先生，他们在扶阳理论指导下，对心脑血管疾病、肺心病、尿毒症、肝硬化、癌症等多种疑难病都有惊人的意想不到的效果，学生我把“地火”附子扶阳和“阴阳八卦”热源反应堆产生的“天然配方保健火”扶阳充分结合，“地火”和“天火”结合，相信能在战胜世界十大医学难题过程中走出误区、找到钥匙，进入自由王国之门。

人虽有万物之灵的尊称，但在广袤无际的太虚中，人只不过是一个小小的个体而已，然而这个个体虽小的人，却也是一个小宇宙，并且无时无刻不在和硕大的宇宙同呼吸、共命运。

满载着宇宙生物观，生物社会观指导下的东方生态医药工农业和谐产业思想文化的航船就要启航了。用不了多久，大洋彼岸的人们就会看见航船上的桅杆，看清这桅杆上引航的明珠。相信在观看的人群中会发出不断的欢叫。但我们还得通知他们：请耐心地等待吧！因为，我们还要做一番努力，团结更多的水手。真诚希望更多的人们参加这次伟大的远航。

此致

生态医师　杨忠敬呈！

2011 年 5 月

（本专题责任编校：尹俊国）

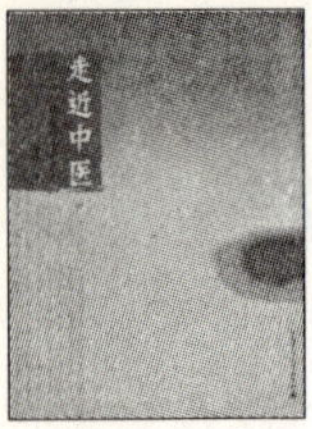

★走近中医：对生命和疾病的全新探索（唐云 著）

一扇通往中医与生命的门

中医是一门古老而神奇的医学，但是我们大多数人都不曾真正地认识它，本书试图用明白的道理、生动的事例、形象的比喻让读者领略中医最真实的一面，使读者了解中医对生命和疾病的认识，中医治病的科学依据。

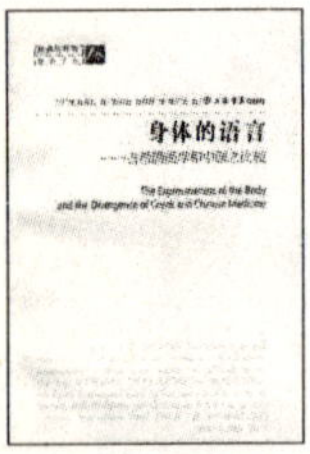

★身体的语言（［日］栗山茂久 著）

中西医学比较方面的开创性著作

《身体的语言》比较了古希腊与古中国身体论述及其文化根源。古中国与古希腊的差异，不但是理论上的，也源自身体感受的方式不同。身体在中国医家眼中是全身孔穴、由一条条经络联系而成；西洋医家看到的却是肌肉纠结，全身充满了神经与血管。

★近代中医的身体观与思想转型：唐宗海与中西医汇通时代（皮国立 著）

再探中西医相遇的时代

本书通过中国近代第一位提出“中西医汇通”口号的医家——唐宗海（1851—1897）的医论，探讨早期的中西医汇通，寻觅传统中医的原味，为现今仍持“废中医”之论者提供了一种完全不同的思索角度。

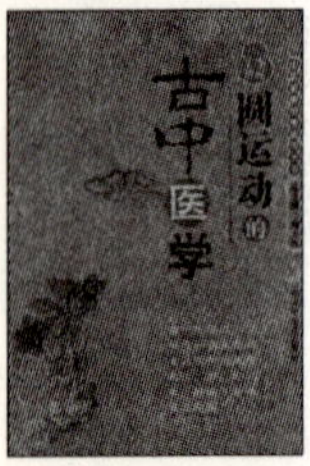

★圆运动的古中医学（彭子益 著）

李可老中医：清末民初的中医学家彭子益，是“中医复兴之父”，是继医圣张仲景之后第二位中医圣人。

本书以《易经》河图中气升降圆运动之理，破解《内经》、《难经》、《神农本草经》、《伤寒杂病论》、温病学说的千古奥秘，批判地继承、发展了古中医学，理出了“生命宇宙整体观”、科学实用的中医系统科学。

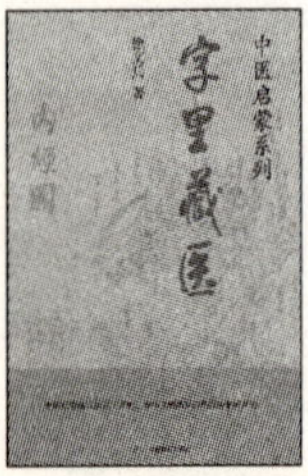

★字里藏医（徐文兵 著）

中医启蒙由认识汉字开始，中华文明的复兴从振兴中医开始。

一本以深入浅出的文字厘清中医最基本的词汇，恢复中医本来面目的启蒙书。几千年来，我们使用的都是同样的文字，但表达的意思可能已经不同了，很多字词已经渐渐失去了它们的原意。学习中医，需要唤醒那些沉睡的文字的原意，先从最基本的词汇入手，正义严辞。

★内证观察笔记：真图本中医解剖学纲目（无名氏 著）

用内景返观证实气血经络的存在

这是一本从中医视角谈解剖的书，书中既有外在观察，又有内在实证，不仅谈人体奥秘，更揭示了人的生命与宇宙交流的独特方式和通道、生命运行与大自然的神秘关联。

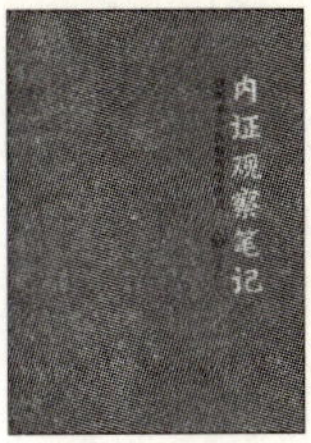

★生命终极之门：《黄帝内经》谜局大揭底（李卫东 著）

从有形与无形两个角度入手，联系宇宙看生命。

作者从一个全新的角度挖掘了《黄帝内经》，提出了一整套的理论框架：人类其实是个共生体，我们与藏象生命体共同使用着一个躯体，解剖体只是藏象生命体的工具及载体。中医学是研究藏象生命体与宇宙生命素关系的“中介医学”。

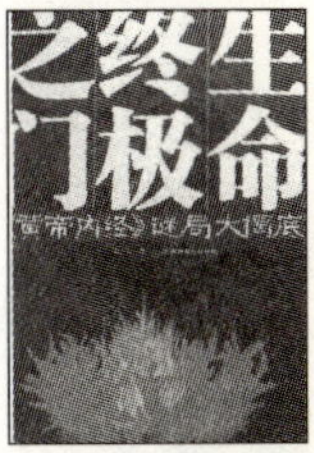

★揭开皮肤“病”的真相（田原 著）

不健康的皮肤＝不健康的身体

本书作者田原与明清御医之后刘辉共同探讨了皮肤病的由来，重点以湿疹、青春痘、荨麻疹、银屑病（牛皮癣）、白癜风和带状疱疹为例，深入探究各类皮肤病的发病原因、疾病的发展历程、相应的治疗原则及方法，揭开了“不健康的皮肤＝不健康的身体”的真相。

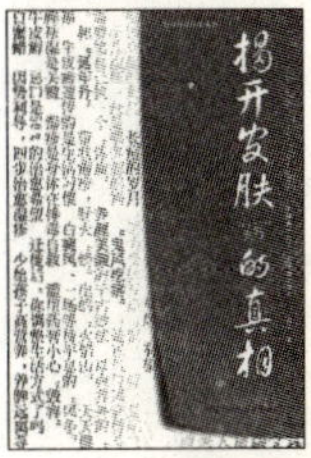

★《中国民间疗法》杂志（月刊）

（中国民间中医医药开发协会主办）

推广适宜医疗技术　突出实用简便验廉

弘扬民族文化，深入挖掘中医药民间传统疗法；发扬中医特色，切实加强中医药继承与发展。融医疗、预防、保健、康复于一炉，以实用为主，面向基层，面向大众，全面介绍中国民间传统的医疗保健方法。

主要栏目包括：理论探讨、名医经验、特色疗法（包括针灸、推拿、火罐、刮痧、敷脐、外敷、灌肠、穴位注射、针刀、熏洗等各种疗法）、方药应用（包括自拟经验方、成药应用、古方今用）、民族医药、中西医结合、养生保健、单方验法等。

中国核心期刊（遴选）数据库、中国学术期刊综合评价数据库统计源期刊、中国期刊全文数据库、中文科技期刊数据库全文收录。

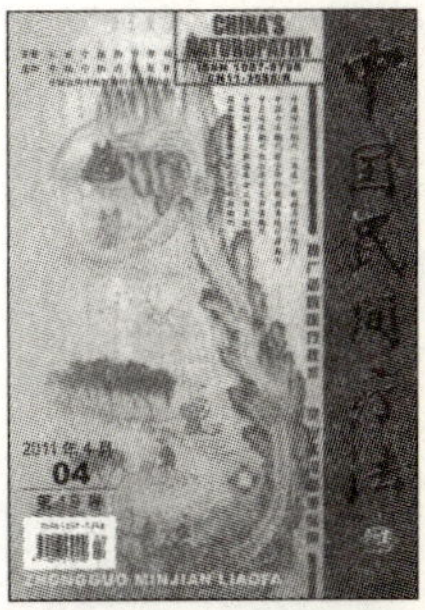

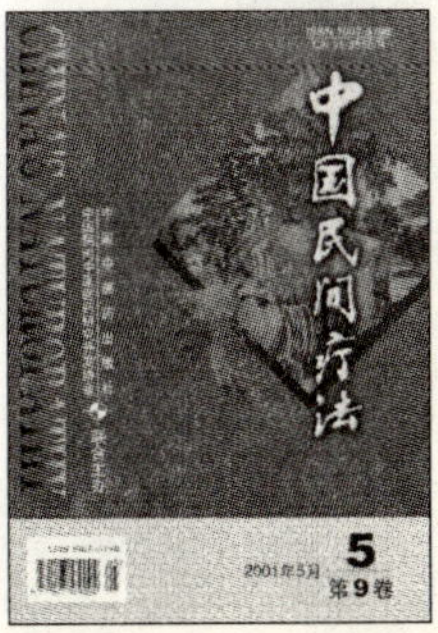

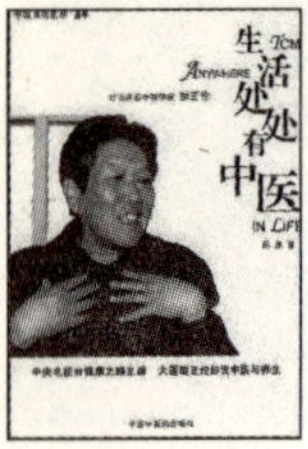

★生活处处有中医【中医点亮生命丛书】（田原 著）

（获 2008 年“建国 60 周年图书策划创作奖”）

对话中医学家樊正伦，从生活中体悟中医滋味

本书是【中医点亮生命丛书】之一，田原与名医樊正伦的访谈录。樊老出身于书香世家，姥姥是一个儒学家，北洋女子师范第一届毕业生，黄炎培的学生，还是段祺瑞的家庭教师，这使得樊老自幼在接受现代教育之外，得到中国传统文化的熏陶，对于生活、生命的中医视角领悟也更为周到。

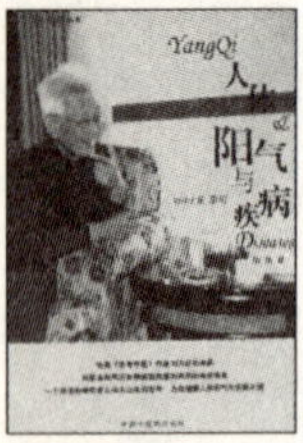

★人体阳气与疾病【中医点亮生命丛书】（田原 著）

（获中国书刊发行业协会“2008 年度全行业优秀畅销书”奖）

对话大医李可，领会扶阳理论的真谛

本书是【中医点亮生命丛书】之一，田原与大医李可的访谈录。李老是《思考中医》作者刘力红的老师，50 多年来奔走于乡土为民解危治病，曾治愈十几万例重症患者，其中有两万多例是被医院宣判死刑的绝症患者，逆转阴阳起死回生，在我国当代中医界独具特色。本书记录了李老先生大半生的从医心得，破解了人体阳气与疾病之谜。

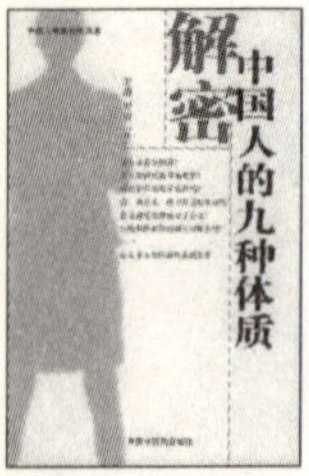

★解密中国人的九种体质（王琦、田原 著）

（获中国书刊发行业协会“2009 年度全行业优秀畅销书”奖）

读懂身体的个性色彩

不同的性格、成长背景、生活方式决定了不同的人拥有不同的体质。这是一本认知身体的启蒙读物，从“中医体质学”这个角度，帮助你重新认识身体的个性，判别自己的体质，找到专属于自己的养生、保健、祛病方法。

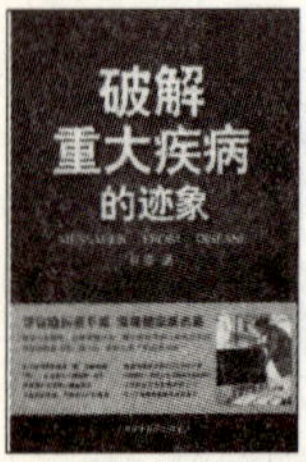

★破解重大疾病的迹象（田原 著）

以太阳的视角看生命

癌症，在发病几年前有明显迹象？恰恰这些迹象通常会被我们所忽略，了解并警惕这些迹象，才是保证身体健康的根本法则。董草原走遍国内各地，研究癌症高发区百姓的生活、饮食习惯及山水风物环境与健康和疾病的关系，给出治疗和预防癌症等重大疾病的方法和解决之道. 见解独到，并有很大的实用价值。

★子宫好女人才好：百年女科养女人（田原 著）

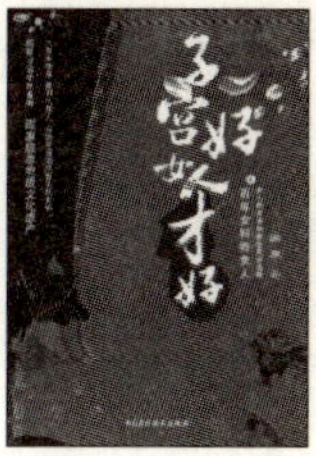

妇科病不是无故发生，这一切的秘密都在女人的子宫。

道虎壁，平遥的一个地名，因为善治妇科出了名。在晋中地区，只要一说去“道虎壁”看病，几乎人人都知道是去看王氏女科。道虎壁王氏女科自第一代创立后，已行医八百余年，其间自第八代传人起，更兼秉承和继承了傅青主女科的精华，专治妇女胎前产后、崩漏带下、月经不调、久婚不育等病症。作者田原寻访到王氏中医第28代传人，他们首次公开祖传绝技，全方位解析妇科病始末。

★中医非物质文化遗产临床经典丛书

越千年　集大成　扬华夏璀璨文明

承正统　聚经典　展中医智慧之光

国家非物质文化遗产保护工作委员会、国家中医药管理局联合中国医药科技出版社，于2008年始组织全国中医权威专家与中医文献研究的权威机构推荐论证，按照“中医非物质文化遗产”分类原则组织整理了本套丛书。

本丛书包括两个系列：中医非物质文化遗产临床经典读本（70种）、中医非物质文化遗产临床经典名著（30种）。所选精当，涵盖了大量为历代医家推崇、尊为必读的经典著作，也包括近年来越来越受关注的，对临床具有很好指导价值的近代经典之作。

本套丛书的特点如下：

①准确，每种医籍均由专家遴选精善底本，加以严谨校勘，为读者提供准确的原文；

②服务与临床，在书目选择上重点选取了历代对临床具有重要指导价值的作品；

③紧密围绕中医非物质文化遗产这一主题，选取和挖掘了很多记载中医独特疗法的作品，尽量保持原文风貌，使读者能够读到原汁原味的中医经典医籍。

●中医非物质文化遗产临床经典读本－书目（70种）：

素问玄机原病式／内经知要／三因极一病证方论／十四经发挥／黄帝内经素问／灵枢经／难经集注／华氏中藏经／医林改错／外经微言／诊家正眼／四诊抉微／脉经／望诊遵经／脉诀阐微／汤液本草／本草新编／神农本草经百种录／本经逢原／伤寒来苏集／温热经纬／温病条辨／瘟疫论／感证辑要／医门棒喝／兰室秘藏／脾胃论／内外伤辨惑论／阴证略例／此事难知／石室秘录／辨证奇闻／儒门事亲／血证论／医门法律／笔花医镜／医醇賸义／辨证玉函／洞天奥旨／外科精要／外科正宗／妇人大全良方／经效产宝／女科经纶／傅青主女科／沈氏女科辑要／小儿药证直诀／格致余论／局方发挥／医学源流论／先醒斋医学广笔记／寓意草／读医随笔／针灸甲乙经／理瀹骈文／串雅内外编／养生四要／饮膳正要／卫生宝鉴／医宗必读／医学三字经／伤寒瘟疫条辨／时病论／经方实验录／重楼玉钥／神农本草经读／兰台轨范／扁鹊心书／松厓医径／杂症会心录

●中医非物质文化遗产临床经典名著－书目（30种）：

诸病源候论／证类本草／千金要方／千金翼方／外台秘要／幼幼新书／世医得效方／医方集解／类经／神农本草经疏／医宗金鉴／张氏医通／类证治裁／冯氏锦囊秘录／玉机微义／医学真传／验方新编／医学纲目／杂病源流犀烛／医学入门／赤水玄珠／寿世保元／薛氏医案／遵生八笺／沈氏尊生书／景岳全书／临证指南医案／本草纲目／辨证录／名医类案／医学衷中参西录

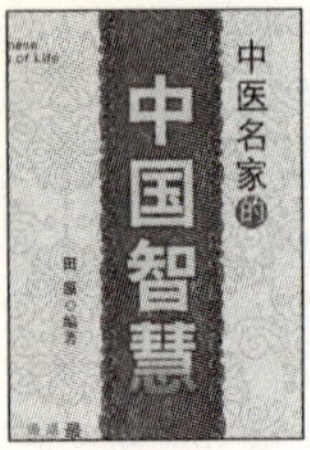

★中医名家的中国智慧（田原　编著）

最有时代感的中医智慧

根据田原对中里巴人、樊正伦、李可和董草原等中医人的中医文化访谈编写而成。

借中医原理和思想来解读生命、生活和社会现象，展现中医思维和思想资源中蕴含的“中国式智慧”，对当下中国人的生活有一定启发意义。

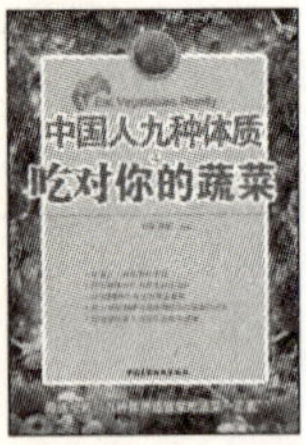

★九种体质人生攻略丛书（5本）（沈生　主编）

中医学回归生活之作　将中医体质学应用于生活的方方面面

①中国人九种体质之　吃对你的蔬菜（王琦　田原　主编）

哪些蔬菜是适合你和家人体质的朋友蔬菜，哪些蔬菜却是破坏你和家人健康的“敌人”？唯有读懂你的体质，才能吃对你的蔬菜！

②中国人九种体质之　揭开星座密码

星座是一种能量模式，每个人都携带着自身独有的能量，因而有了自己的长处和短处。而因为体质的因素，一些有益的星座能量，会处于关闭状态。只有找准你的体质，才能重启星座能量！

③中国人九种体质之　找对你的另一半

踏入婚姻之前，如何知道TA是不是适合你的那个人？为什么热恋之后，婚姻却成了爱情的坟墓？不同体质的两个人结合，会生下什么样的后代？用九种体质做指南针，为自己的幸福找准方向。读懂TA的体质，才能找对属于自己的另一半！

④中国人九种体质之　读懂你的上司

一分钟判断你的上司是哪类人。

三分钟解决与不同体质上司的矛盾。

分分钟读懂每位上司。

读懂上司的体质，就能轻松获得他的赏识！

⑤中国人九种体质之　选对你的职业

人生就是一部网络游戏，体质注定了你能做“战士”还是“法师”。注重于技巧的法师无法像战士那样冲锋陷阵，正如同气虚体质人难以做好业务之类的工作。

体质，决定了你从事什么样的职业会游刃有余。

体质，告诉你选择哪种职业能事半功倍。

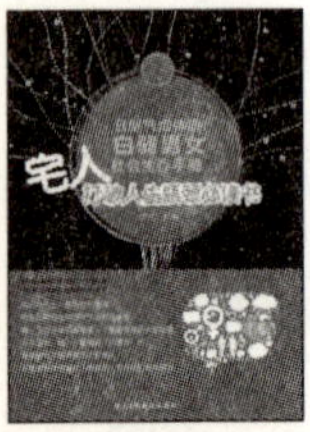

★九种体质人生攻略丛书——社会生存手册系列（沈生　主编）

全方位提高各种体质年轻人社会生存能力

包括《白弱男女社会生存手册》等五种。

面向“宅人”、“败犬”等人群，将中医体质学与年轻人关心的婚恋、社交、职场、人生、星座等时尚话题进行全方位结合，通过生动的故事和案例，对九种体质人群的性格心理特征进行了描述和解读，并给出与九种体质人群打交道的具体方法。各种体质的年轻人能够得到精神上的共鸣和实用信息。